AF472586

TABLEAU

D'UNE CLASSIFICATION GÉNÉRALE

DES MALADIES.

TABLEAU

D'UNE

CLASSIFICATION GÉNÉRALE

DES MALADIES;

PAR F. J. J. DURET, DOCTEUR EN MÉDECINE.

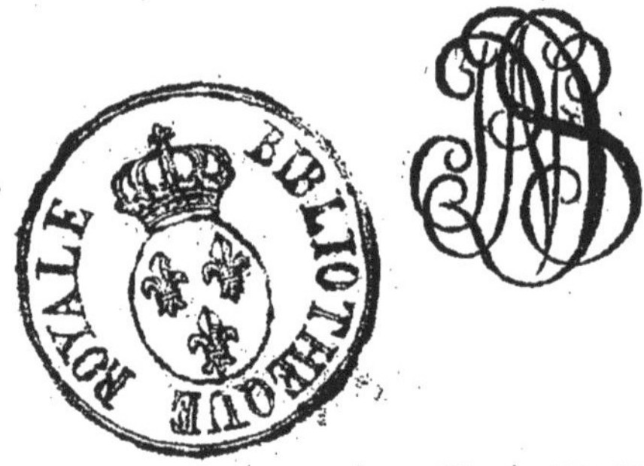

A PARIS,

Chez CROCHARD, Libraire, rue de l'École-de-Médecine, n.° 3, près celle de la Harpe.

DE L'IMPRIMERIE DE DIDOT JEUNE.

1815.

AVERTISSEMENT.

La science de l'art de guérir est une et inséparable. La plupart des nosologistes ont été tellement convaincus de cette vérité, qu'ils ont fait plus ou moins d'efforts pour former de la réunion méthodique de toutes les maladies un seul système de classification. Il n'entre pas dans mon plan d'examiner jusqu'à quel point le succès a couronné ces louables entreprises; j'observerai seulement qu'on peut en général reprocher à leurs auteurs d'y avoir trop fréquemment négligé les affinités naturelles pour des analogies fondées sur des rapprochemens forcés ou futiles. M. le professeur Pinel a su éviter cette faute dans son ouvrage élémentaire, qui est entre les mains de tous les étudians; malheureusement ce beau travail, considéré sous le rapport nosologique, a le défaut d'être incomplet. Or le tableau que je soumets ici au jugement éclairé des praticiens est le résultat d'un essai que j'ai fait pour tâcher de remplir cette lacune.

J'ai donc pris pour base de mon travail la *Nosographie philosophique*, dont les cinq classes offrent la division la plus naturelle des maladies, et celle qui en même temps se prête le mieux à un cadre général de nosologie. Mais, tout en suivant mon modèle, je n'ai pas prétendu m'y assujettir servilement; j'ai cru au contraire devoir laisser un peu la carrière libre à mes propres idées. D'ailleurs un plan plus vaste, et surtout la nécessité de resserrer l'immense étendue de mon sujet, en le simplifiant autant que possible, auraient seuls suffi pour me contraindre à des changemens assez nombreux dont je vais succinctement exposer les plus saillans.

J'ai réduit les phlegmasies à trois ordres, parce qu'il me semble que cela est plus conforme à la pratique, qui ne fait différer principalement le traitement des maladies de cette classe que sous les rapports, 1.° des inflammations profondes ou *phlegmoneuses*, 2.° des inflammations superficielles cutanées ou *exanthématiques*, et 3.° des inflammations superficielles des membranes muqueuses ou *catarrhales*.

J'ai changé la dénomination de la troisième classe en celle de *dysecrisies*, et en cela je n'ai fait que donner une plus grande extension à la classe des *hémorrhagies*, qui ne forment qu'un ordre particulier d'excrétions morbides; cette extension, au surplus, m'a fait trouver pour plusieurs maladies des places bien plus convenables que celles qu'elles occupent dans l'ouvrage de M. Pinel. Quant à la signification qu'à l'exemple de M. Swédiaur, j'ai donnée au mot *dyseccrisie*, je dois observer, pour prévenir toute critique à cet égard, que la particule inséparable dans la langue grecque, δὺς, qui est ordinairement traduite par *difficile*, indique encore quelque chose de mauvais, de pénible ou de malheureux, et qu'en la prenant ainsi dans toute son acception, on peut par conséquent être fondé à la rendre convenablement aussi par les adjectifs *morbide* ou *vicié*. Cette remarque doit également s'appliquer aux mots *dysesthésie* et *dyséréthisie*.

J'ai tenté de classer les *névroses* d'une manière plus conforme à ce que semble exiger l'ordre de leurs affinités, en les distribuant suivant qu'elles consistent dans une affection plus spéciale de la *sensibilité*, de l'*irritabilité* ou de l'*entendement*; et en effet, ces trois grands phénomènes de l'économie animale, auxquels se rapportent en dernière analyse toutes les opérations du système nerveux, ne doivent-ils pas être pour la classification de ces maladies ce que la différence des tissus organiques est pour celle des *phlegmasies ?*

Enfin j'ai divisé la cinquième et dernière classe en deux sections, savoir, en celle des *lésions organiques vitales*, et en celle des *lésions organiques physiques.* Cette distinction, selon moi, aussi lumineuse que simple, m'a fourni le moyen de placer plus naturellement qu'on ne l'a fait jusqu'à présent la plupart des maladies qui appartiennent plus particulièrement au domaine de la chirurgie.

Tels sont en masse les changemens que j'ai cru devoir me permettre ; des détails plus circonstanciés me feraient excéder les bornes d'un simple avertissement. Il suffit, au reste, de jeter les yeux sur le tableau synoptique ci-joint pour pouvoir saisir et voir d'un seul coup-d'œil tout l'ensemble d'un plan qui, s'il est loin encore d'être parfait, pourra peut-être du moins, par sa simplicité, avoir l'avantage d'inspirer aux jeunes gens le goût de l'étude pour une science dont l'étendue, au premier abord, paraît presque toujours en quelque sorte incommensurable ; et c'est là le but principal que je me suis proposé d'atteindre en composant cette esquisse de nosologie.

TABLEAU

D'UNE CLASSIFICATION GÉNÉRALE

DES MALADIES.

CLASSE PREMIÈRE.

FIÈVRES.

CHANGEMENT spontané et d'une durée déterminée de la chaleur naturelle du corps, communément d'abord en moins, et ensuite en plus, avec fréquence du pouls et lésion de quelques-unes des autres fonctions dépendantes de la sensibilité, de la contractilité musculaire, et surtout de celles qui sont relatives à l'assimilation.

ORDRE Ier. *Fièvres inflammatoires* ou *angioténiques.*

Pouls fort, céphalalgie gravative, turgescence de la face, langue rouge, soif intense, urine foncée, ventre resserré. Le sang tiré des veines offre pour l'ordinaire à sa surface une couenne épaisse connue sous le nom de *croûte inflammatoire.*

GENRE 1er. *Fièvre inflammatoire continue.*

Invasion brusque, chaleur halitueuse, type continu, paroxysmes obscurs; terminaison par la sueur ou une hémorrhagie.

ESPÈCES SIMPLES. 1re. *Éphémère inflammatoire.* Symptômes modérés ; durée, depuis un à quatre jours.

2e. *Synoque inflammatoire.* Symptômes plus ou moins graves; durée, d'un à deux septénaires.

ESPÈCES COMPLIQUÉES Complication avec la plupart des autres fièvres.

ORDRE II. *Fièvres bilieuses* ou *méningo-gastriques.*

Douleur à l'épigastre, céphalalgie susorbitaire, amertume de la bouche, enduit jaunâtre ou d'un blanc sale de la langue, dégoût pour les substances animales, désir des boissons acides, diarrhée ou constipation ; symptômes fébriles d'une certaine intensité.

GENRE Ier. *Fièvre bilieuse* ou *gastrique continue.*

Début par un frisson plus ou moins vif, puis chaleur mordicante, pouls fort et fréquent, type continu ; un ou deux paroxysmes toutes les vingt-quatre heures.

ESPÈCE SIMPLE.

ESPÈCES COMPLIQ. 1re. *Fièvre bilieuse inflammatoire continue.* Quoique la fièvre *gastrique continue* puisse se compliquer avec la plupart des autres fièvres, n'ayant encore cité que la fièvre *inflammatoire*, on ne doit indiquer ici que cette seule complication.

GENRE II. *Fièvre bilieuse* ou *gastrique rémittente.*

Symptômes de la fièvre *bilieuse continue*, avec des accès complets de froid et de chaud, qui se changent en simples paroxysmes vers le déclin de la maladie.

ESPÈCE SIMPLE.

ESPÈCES COMPLIQUÉES. La complication de la fièvre

bilieuse rémittente avec la fièvre *inflammatoire* n'est pas encore démontrée.

GENRE III. *Fièvre bilieuse* ou *gastrique intermittente.*

Accès de fièvre réguliers tous les jours, tous les deux ou tous les trois jours, avec intermission complète ; symptômes conformes à ceux de l'ordre.

ESPÈCES SIMPLES. 1re. *Fièvre gastrique intermittente quotidienne.*

2e. *Fièvre gastrique intermittente tierce* ou *double-tierce.*

3e. *Fièvre gastrique intermittente quarte.*

ESPÈCES COMPLIQUÉES. La complication de la fièvre *gastrique intermittente* avec la fièvre *inflammatoire* a été peu observée.

ORDRE III. *Fièvres muqueuses* ou *adéno-méningées.*

Sécrétion augmentée de la mucosité dans le conduit intestinal, et quelquefois dans la vessie urinaire ; transpiration ou sueurs d'une odeur aigre, langue blanche ou muqueuse, dysurie par intervalles, douleurs contusives des membres, sensibilité de l'abdomen, aphthes ou légère ulcération dans la bouche, éruptions cutanées fugaces ; sorte de langueur dans les symptômes fébriles.

GENRE Ier. *Fièvre muqueuse continue.*

Au début, frisson léger, mais souvent prolongé ; ensuite chaleur modérée, pouls à peine accéléré pendant le jour, paroxysmes durant la nuit.

ESPÈCE SIMPLE.

ESPÈCES COMPLIQ. 1re. *Fièvre muqueuse bilieuse* ou *gastrique continue.*

2e. *Fièvre muqueuse vermineuse continue.* Réunion des symptômes de la fièvre *muqueuse continue* avec ceux extrêmement variés que produit la présence des vers dans les intestins.

La complication de la fièvre *muqueuse continue* avec la fièvre *inflammatoire* n'est point encore constatée.

GENRE II. *Fièvre muqueuse rémittente.*

Symptômes de la fièvre *muqueuse continue*, avec des accès réguliers en froid et en chaud, qui au déclin de la maladie se changent en simples paroxysmes.

ESPÈCES SIMPLES. 1re. *Fièvre muqueuse rémittente quotidienne.*

2e. *Fièvre muqueuse rémittente tierce* ou *double-tierce.*

3e. *Fièvre muqueuse rémittente quarte.*

4e. *Fièvre hémitritée.*

ESPÈCES COMPLIQUÉES. La complication de la fièvre *muqueuse rémittente* avec la fièvre *inflammatoire* est encore au moins douteuse. La même incertitude existe aussi sur la complication de ce genre de fièvre avec la fièvre *gastrique.*

GENRE III. *Fièvre muqueuse intermittente.*

Accès de fièvre réguliers tous les jours, tous les deux ou tous les trois jours, avec des symptômes conformes à ceux de l'ordre; intermission complète entre les accès, mais état de langueur et d'inertie pendant l'*apyrexie*.

ESPÈCES SIMPLES. 1re. *Fièvre muqueuse intermittente quotidienne.*

2e. *Fièvre muqueuse intermittente tierce* ou *double-tierce.*

3e. *Fièvre muqueuse intermittente quarte.*

ESPÈCES COMPLIQUÉES. Les complications de la fièvre *muqueuse intermittente* avec la fièvre *inflammatoire* et avec la fièvre *gastrique* ont été peu ou point observées.

ORDRE IV. *Fièvres putrides* ou *adynamiques.*

État de stupeur, céphalalgie obtuse, délire taciturne, langue fuligineuse, fétidité de l'haleine, des sueurs et des déjections alvines, prostration des forces, pétéchies, hémorrhagies passives, souvent excrétion involontaire des matières fécales et de l'urine. Le sang tiré des veines a une teinte verdâtre, et ne forme que peu ou point de *coagulum.*

GENRE Ier. *Fièvre putride continue.*

Horripilation au début, suivies d'une chaleur âcre au toucher, pouls déprimé et peu fréquent, type continu, paroxysmes le matin ou le soir.

Espèce simple.

Espèces compliq. 1re. *Fièvre putride inflammatoire continue.* Apparence d'une fièvre *inflammatoire* pendant les quatre premiers jours, et ensuite symptômes de la fièvre *adynamique.*

2e. *Fièvre putride bilieuse continue.* Réunion des symptômes des deux fièvres, avec prédominance de la fièvre *gastrique* dans les cinq ou six premiers jours.

3e. *Fièvre putride muqueuse continue.* Complication assez rare.

GENRE II. *Fièvre putride rémittente.*

Caractères du genre précédent, et en outre, retour régulier ou irrégulier d'accès.

Espèce simple.

Espèces compliquées. Complications peu connues.

GENRE III. *Fièvre putride intermittente.*

Accès de fièvre sous le type quotidien, tierce ou quarte, avec intermission complète et présentant les caractères de l'ordre.

ESPÈCE SIMPLE.

ESPÈCES COMPLIQUÉES. Complications point encore observées.

ORDRE V. *Fièvres nerveuses* ou *ataxiques.*

Désordre, soit simultané, soit successif des fonctions des sens, de la locomotion, de l'entendement et de la voix, avec irrégularité dans la plupart des actions organiques; souvent même état contradictoire ou entièrement opposé entre certains symptômes fébriles.

GENRE Ier. *Fièvre nerveuse continue.*

Invasion communément par un sentiment de froid, puis chaleur sèche inégalement répartie ou alternativement augmentée et diminuée, pouls en général petit, fréquent et quelquefois intermittent, type continu; paroxysmes irréguliers.

ESPÈCES SIMPLES. 1re. *Fièvre nerveuse continue aiguë.* Symptômes graves, caractère fréquemment contagieux; durée, de deux à quatre septénaires.

2.e *Fièvre lente nerveuse.* Symptômes fugaces, moins intenses que dans l'espèce précédente, mais d'une longue durée.

ESPÈCES COMPLIQ. 1re. *Fièvre nerveuse inflammatoire continue.*

2e. *Fièvre nerveuse bilieuse continue.*

3e. *Fièvre nerveuse muqueuse continue.*

4e. *Fièvre nerveuse putride continue.*

5e. *Fièvre nerveuse bilieuse putride continue.*

GENRE II. *Fièvre nerveuse rémittente.*

Type continu, avec des retours réguliers ou irréguliers d'accès marqués par des symptômes nerveux, anomaux, tels que *coma*, *cardialgie*, *choléra-morbus*, *syncopes*, froid glacial, *aphonie*.

Espèces simples. Aussi multipliées qu'il existe de lésions différentes.

Espèces compliq. Encore peu connues.

Genre III. *Fièvre nerveuse intermittente.*

Accès de fièvre sous les types quotidien, tierce ou double-tierce et quarte, avec intermission complète, mais dont chaque accès est exaspéré par quelque symptôme dominant, violent et dangereux; comme un froid *lipyrique*, un *choléra-morbus*, un flux *dysentérique*, une *cardialgie* considérable, des sueurs *colliquatives*, le délire ou un état *apoplectique*, des douleurs *néphrétiques* très-intenses, des *syncopes*, des *convulsions*, un état *tétanique*, une attaque d'*épilepsie*.

Espèces simples. Aussi nombreuses qu'il peut y avoir de symptômes prédominans.

Espèces compliq. Encore peu connues.

ORDRE VI. *Fièvres pestilentielles* ou *adéno-nerveuses.*

État fébrile présentant le plus souvent les phénomènes *adynamiques* ou *ataxiques* les plus graves, accompagné de l'éruption de *bubons*, d'*anthrax*, ou de pustules d'une couleur livide.

GENRE Ier. *Fièvre pestilentielle continue.*

Symptômes conformes à ceux de l'ordre, type continu, caractère éminemment contagieux.

ESPÈCE SIMPLE.

ESPÈCES COMPLIQ. 1re. *Fièvre pestilentielle gastrique continue.*

2e. *Fièvre pestilentielle adynamique continue.*

3e. *Fièvre pestilentielle ataxique continue.*

GENRE II. *Fièvre pestilentielle rémittente.* L'expérience n'a pas encore entièrement confirmé l'existence de ce genre de fièvre, dont quelques observations rapportées par différens auteurs semblent néanmoins admettre la réalité.

ORDRE ANNEXE. *Fièvres hectiques.*

Etat fébrile peu intense, mais d'une durée longue et indéterminée, avec consomption des forces, émaciation, souvent augmentation de la sécrétion des membranes muqueuses et de l'exhalation des surfaces séreuses.

GENRE Ier. *Fièvre hectique continue.*

Chaleur sèche et habituelle de la peau, principalement à la paume des mains et à la plante des pieds ; pouls fréquent, type continu ; exacerbations vers le soir ou pendant la nuit.

ESPÈCES SIMPLES. Etablies d'après les organes affectés.

ESPÈCES COMPLIQUÉES.

GENRE II. *Fièvre hectique rémittente.*

Symptômes du genre précédent, avec le type rémittent.

ESPÈCE SIMPLE.

ESPÈCES COMPLIQUÉES.

CLASSE DEUXIÈME.

PHLEGMASIES.

Douleur, chaleur, gonflement et rougeur locale, avec ou sans fièvre, accompagnés de trouble dans les fonctions de la partie affectée. Terminaison par résolution, suppuration, induration, gangrène, délitescence ou métastase.

ORDRE Ier. *Inflammations phlegmoneuses ou sous-cutanées.*

Symptômes inflammatoires ayant leur siége plus ou moins profondément sous le système cutané, et étant modifiés suivant la différence des tissus affectés.

PREMIER SOUS-ORDRE. *Inflammations des membranes séreuses.*

Douleur vive, lancinante, avec rémission et changement de siége; chaleur brûlante; marche généralement aiguë; fièvre. Terminaison par résolution, par exhalation d'un liquide séreux ou purulent, par des adhérences, par la gangrène, et quelquefois par le passage à un état chronique.

GENRE Ier. *Phrénésie.*

Douleur tensive circonscrite au front ; œil fixe, regard farouche et menaçant, agitation, insomnie, délire intermittent, fièvre.

ESPÈCE SIMPLE.

ESPÈCES COMPLIQ. Complication avec une fièvre primitive ou une autre phlegmasie.

GENRE II. *Pleurésie.*

Douleur pongitive dans l'un des côtés de la poitrine, inspiration courte et fréquente, toux sèche ou avec peu d'expectoration muqueuse, impossibilité de se coucher sur le côté opposé au siége de la maladie, fièvre.

ESPÈCE SIMPLE.

ESPÈCES COMPLIQ. Complication avec une fièvre primitive ou une autre phlegmasie.

GENRE III. *Péricardite.*

Sentiment d'une chaleur brûlante dans la région du cœur, respiration douloureuse et entrecoupée, agitation et anxiété considérables, palpitations légères, défaillances incomplètes, pouls très-fréquent et quelquefois irrégulier.

ESPÈCE SIMPLE.

ESPÈCES COMPLIQ. Complication avec une fièvre primitive ou une autre phlegmasie.

GENRE IV. *Péritonite.*

Douleur abdominale aiguë, météorisme du ventre, hoquet, vomissement, gêne de la respiration, constipation ou diarrhée, fièvre.

ESPÈCES SIMPLES. 1re. *Péritonite ordinaire.*

2e. *Péritonite puerpérale.* Caractères du genre, mais avec les symptômes propres aux accouchées, tels que l'affaissement des mamelles, la suppression des lochies.

ESPÈCES COMPLIQUÉES. Complication avec une fièvre primitive, la *métrite*, ou une autre phlegmasie.

DEUXIÈME SOUS-ORDRE. *Inflammations des organes parenchymateux.*

Douleur tensive, chaleur, gonflement, lésion des fonctions de l'organe affecté, fièvre; marche aiguë ou chronique. Terminaison par résolution, suppuration, gangrène ou induration.

GENRE Ier. *Encéphalite.*

Douleur sourde et profonde vers la région de l'occiput, délire avec convulsions ou état comateux, vue très-sensible ou insensible à la lumière, contraction douloureuse de quelques membres, pouls mou, faible et irrégulier; marche plus lente que dans la *phrénésie.*

ESPÈCE SIMPLE.

ESPÈCES COMPLIQUÉES. Complication avec une fièvre primitive, la *phrénésie.*

GENRE II. *Péripneumonie.*

Douleur profonde et obtuse à l'un des côtés de la poitrine, difficulté de respirer, sentiment d'oppression et d'étouffement prononcé, toux, expectoration muqueuse, et ordinairement sanguinolente; marche généralement très-aiguë, fièvre.

ESPÈCE SIMPLE.

ESPÈCES COMPLIQUÉES. Complication avec une fièvre primitive, la *pleurésie.*

GENRE III. *Cardite.*

Douleur poignante et profonde dans la région du cœur, anxiété, palpitations, syncopes, pouls fréquent et irrégulier ; marche aiguë ou chronique.

ESPÈCE SIMPLE.

ESPÈCES COMPLIQUÉES. Complication avec une fièvre primitive, et presque toujours avec la *péricardite*.

GENRE IV. *Hépatite.*

Douleur sourde et profonde dans l'hypochondre droit, avec sentiment de tension, de chaleur et de pesanteur ; fièvre, et souvent ictère.

ESPÈCE SIMPLE.

ESPÈCES COMPLIQUÉES. Complication avec les fièvres *inflammatoire* et *gastrique*, le calcul biliaire, une autre phlegmasie ou une hémorrhagie.

GENRE V. *Splénite.*

La rate peut acquérir souvent un volume considérable à la suite de fièvres intermittentes rebelles ou mal traitées ; mais l'observation n'a pas encore démontré qu'elle ait été atteinte d'une véritable inflammation susceptible de passer à la suppuration.

ESPÈCE SIMPLE.

ESPÈCES COMPLIQUÉES.

GENRE VI. *Néphrite.*

Douleur pongitive, ardeur brûlante et sentiment de pesanteur dans l'un ou l'autre rein, avec lésion de la sécrétion de l'urine, rétraction douloureuse du testicule du côté affecté, nausées ou vomissemens, fièvre.

ESPÈCE SIMPLE.

ESPÈCES COMPLIQUÉES. Complication avec les fièvres *inflammatoire* et *gastrique*, le *calcul* urinaire, ou une autre phlegmasie.

GENRE VII. *Métrite.*

Douleur, chaleur, tuméfaction et pesanteur dans l'hypogastre et vers l'orifice de la matrice; fièvre.

ESPÈCE SIMPLE.

ESPÈCES COMPLIQUÉES. Complication avec quelqu'une des fièvres primitives, la *péritonite*, etc.

GENRE VIII. *Adénite.*

Gonflement, rénitence, chaleur, douleur et rougeur dans une glande, avec ou sans fièvre.

ESPÈCES SIMPLES. 1re. *Adénite muqueuse.*

2e. *Adénite sébacée.*

3e. *Adénite lymphatique.*
4e. *Adénite salivaire.*

ESPÈCES COMPLIQUÉES. Complication avec une fièvre primitive, une autre phlegmasie, la *siphilis*, les *scrophules*, etc.

GENRE IX. *Mastite.*

Gonflement, douleur, chaleur, rougeur et dureté quelquefois inégale à l'une ou l'autre mamelle, ou à toutes les deux en même temps, avec ou sans fièvre.

ESPÈCE SIMPLE.
ESPÈCES COMPLIQUÉES. Complication avec une fièvre primitive ou une autre phlegmasie.

GENRE X. *Orchite.*

Symptômes du genre précédent, ayant leur siége à l'un des testicules ou à tous les deux.

ESPÈCE SIMPLE.
ESPÈCES COMPLIQUÉES. Complication fréquente avec la *blennorrhagie* urétrale.

TROISIÈME SOUS-ORDRE. *Inflammations du tissu cellulaire.*

Gonflement, chaleur, rougeur et douleur dans une partie quelconque du tissu cellulaire, avec ou sans fièvre ; marche généralement aiguë. Terminaison par résolution, fréquemment par suppuration, quelquefois par gangrène, rarement par induration.

GENRE Ier. *Phlegmon.*

Tuméfaction plus ou moins étendue et rénitente, chaleur intense, rougeur de la peau qui ne disparaît point par la pression du doigt, douleur d'abord pulsative et puis gravative ; souvent état fébrile.

ESPÈCE SIMPLE.

ESPÈCES COMPLIQUÉES. Complication avec une fièvre primitive ou une autre phlegmasie.

GENRE II. *Furoncle.*

Tumeur dure, ronde et élevée en pointe, avec chaleur ardente, douleur vive, rougeur tirant sur le pourpre, et formation d'une escharre pulpeuse, blanche dans le fond, connue sous le nom de *bourbillon.*

ESPÈCE SIMPLE.

ESPÈCES COMPLIQUÉES. Complication avec le mauvais état des voies gastriques, la suppression de quelque évacuation habituelle.

GENRE III. *Anthrax.*

Tumeur dure, élevée, circonscrite, entourée d'un cercle d'un rouge brun et luisant, avec douleur très-aiguë, chaleur brûlante, formation prompte d'une escharre noire et fétide à son extrémité, et fièvre.

ESPÈCE SIMPLE.

ESPÈCES COMPLIQUÉES. Complication avec les fièvres *adynamique*, *ataxique* et *gastrique*.

GENRE IV. *Anchylops.*

Tumeur inflammatoire située au grand angle de l'œil, accompagnée de larmoiement.

ESPÈCE SIMPLE.

ESPÈCES COMPLIQUÉES. Complication avec une lésion organique des voies lacrymales.

GENRE V. *Parulie.*

Tumeur inflammatoire des gencives, avec tendance à la suppuration.

ESPÈCE SIMPLE.

ESPÈCES COMPLIQUÉES. Complication avec la carie d'une ou de plusieurs dents.

GENRE VI. *Posthite.*

Inflammation du prépuce, avec gonflement, chaleur, rougeur, douleur et resserrement de son ouverture.

ESPÈCES SIMPLES. 1re. *Phimosis.* Gonflement inflammatoire du prépuce, qui empêche de découvrir le gland.

2e. *Paraphimosis.* Constriction inflammatoire du prépuce retiré derrière le gland, avec plus ou moins de difficulté de le ramener en avant.

ESPÈCES COMPLIQUÉES. Complication avec des *chancres*, la *blennorrhagie.*

GENRE VII. *Panaris.*

Tumeur inflammatoire à l'extrémité des doigts, avec des symptômes légers ou graves, suivant le plus ou moins de profondeur du siége de la maladie.

ESPÈCE SIMPLE.

ESPÈCES COMPLIQUÉES.

GENRE VIII. *Engelure.*

Gonflement inflammatoire des mains et des pieds causé par le froid, avec couleur livide ou bleuâtre de la peau, chaleur, engourdissement, et prurit ou démangeaison.

Espèce simple.

Espèces compliquées.

QUATRIÈME SOUS-ORDRE. *Inflammations des tissus musculaire, fibreux, et synovial.*

Douleurs variées et généralement très-mobiles, quelquefois rougeur et gonflement, tendance à la métastase et à des retours périodiques; marche aiguë ou chronique, avec ou sans fièvre. Terminaison ordinaire par résolution, rarement par suppuration, jamais par gangrène, mais quelquefois par une sorte d'exsudation gélatineuse.

GENRE 1er. *Rhumatisme musculaire.*

Douleur dilacérante dans le tissu propre des muscles, augmentée par la contraction du muscle affecté ou par une pression extérieure; symptômes précédens.

Espèces simples. 1re. *Rhumatisme général et vague.*
2e. *Rhumatisme local et fixe.*

Espèces compliquées. Complication avec les fièvres *inflammatoire* et *gastrique*, le *rhumatisme fibreux*, ou une autre phlegmasie.

GENRE II. *Rhumatisme fibreux.*

Douleur déchirante, se propageant le long des portions du système fibreux, et qu'augmentent le mouvement de la partie, le froissement et la distension des ligamens ou des aponévroses; symptômes du sous-ordre.

ESPÈCE SIMPLE.

ESPÈCES COMPLIQUÉES. Complication avec la fièvre *gastrique*, le *rhumatisme musculaire*, la *goutte*.

GENRE III. *Goutte.*

Douleur aiguë, principalement dans les petites articulations, et communément d'abord dans celles du gros orteil, accompagnée souvent de rougeur, de gonflement et d'un état fébrile, avec des retours réguliers ou irréguliers des mêmes symptômes. A une époque plus avancée de la maladie, formation de nodosités ou de concrétions tophacées dans la partie affectée.

ESPÈCES SIMPLES. 1re. *Goutte régulière.* Symptômes du genre.

2e. *Goutte irrégulière.* Douleur articulaire légère ou tout à coup supprimée ; et alors apparition des symptômes les plus graves d'une lésion intérieure, surtout de l'estomac.

ESPÈCES COMPLIQUÉES. Complication avec le *rhumatisme fibreux*, l'*asthme*, l'*hypochondrie*, la *paralysie*, le *scorbut*, la *siphilis*, ou diverses affections cutanées.

ORDRE II. *Inflammations érythématiques cutanées* ou *exanthèmes.*

Rougeur cutanée plus ou moins étendue, ou bien taches, boutons ou pustules sur diverses parties de la peau, avec chaleur, gonflement, douleur brûlante ou prurigineuse, accompagnée ou non de fièvre ; marche aiguë ou chronique. Terminaison ordinaire par desquamation ou par suppuration.

PREMIER SOUS-ORDRE. *Exanthèmes aigus.*

Mêmes symptômes que les précédens, d'une durée déterminée, ordinairement précédés et accompagnés d'un état fébrile.

GENRE Ier. *Variole.*

Eruption générale et contagieuse de boutons qui se changent en pustules arrondies, et se terminent par dessiccation, en laissant des cicatrices plus ou moins enfoncées après la chute des croûtes, communément précédée, et à l'époque de la suppuration, accompagnée de fièvre.

ESPÈCES SIMPLES. 1re. *Variole discrète.* Boutons peu nombreux, distincts, circulaires, élevés ; cessation de la fièvre après l'éruption.

2e. *Variole confluente.* Boutons très-nombreux, aplatis, irrégulièrement circonscrits et confondus ; continuation de la fièvre après l'éruption.

ESPÈCES COMPLIQ. Complication avec quelqu'une des fièvres primitives.

GENRE II. *Varicelle.*

Apparition de boutons après une fièvre légère et de courte durée, suppurant à peine, et se desséchant au bout de peu de jours, sans laisser de cicatrice.

ESPÈCE SIMPLE.

ESPÈCES COMPLIQUÉES.

GENRE III. *Vaccine.*

Maladie éruptive, originaire du *cowpox*, propagée dans l'espèce humaine par inoculation comme préservatrice de la variole, caractérisée par la formation graduée d'une pustule pleine d'une humeur limpide et entourée d'une aréole rouge plus ou moins étendue, et se terminant par une croûte brunâtre qui laisse après sa chute une cicatrice déprimée.

ESPÈCES SIMPLES. 1re. *Vaccine vraie.* Caractères du genre.

2.e *Vaccine fausse.* Marche irrégulière, suppuration précoce, vésicule remplie d'une eau jaunâtre, croûte jaune dont la chute ne laisse point de cicatrice.

ESPÈCES COMPLIQUÉES. Complication avec une fièvre primitive ou une autre phlegmasie.

GENRE IV. *Rougeole.*

Eruption cutanée générale, épidémique et contagieuse de petites taches rouges semblables à des morsures de puces, fort serrées, à peine élevées, précédée et accompagnée de fièvre, de larmoiement, de *coryza*, de toux, et terminée par desquamation.

Espèce simple.

Espèces compliquées. Complication avec une fièvre primitive, la *péripneumonie*.

Genre V. *Scarlatine*.

Eruption cutanée générale, épidémique et contagieuse de taches irrégulières, d'un rouge écarlate, qui s'élargissent successivement par leur rapprochement, précédée, puis accompagnée de fièvre, de prurit, communément de symptômes plus ou moins intenses d'une affection angineuse, et terminée par desquamation.

Espèce simple.

Espèces compliq. Complication avec quelqu'une des fièvres primitives.

Genre VI. *Erysipèle*.

Inflammation superficielle et inégalement circonscrite d'une partie de la peau, avec tuméfaction légère, douleur vive et pongitive, chaleur âcre et brûlante, rougeur claire qui disparaît sous la pression du doigt et reparaît presque aussitôt après, précédée ou accompagnée de fièvre, et terminée ordinairement par résolution, avec ou sans desquamation de l'épiderme, quelquefois par suppuration, et rarement par gangrène.

ESPÈCES SIMPLES. 1re. *Erysipèle fixe.*
2e. *Erysipèle ambulant.*
3e. *Erysipèle périodique.*

ESPÈCES COMPLIQUÉES. Complication avec une fièvre primitive et surtout la fièvre *gastrique*, le *phlegmon*, ou quelque autre phlegmasie.

GENRE VII. *Zona.*

Eruption de petites pustules très-rapprochées, rouges ou blanches, entourant sous forme de demi-ceinture plus ou moins large quelque partie du tronc, accompagnée d'un mouvement fébrile, et se terminant par dessiccation et par desquamation.

ESPÈCE SIMPLE.

ESPÈCES COMPLIQUÉES. Complication avec les fièvres *gastrique*, *adynamique* et *ataxique*.

GENRE VIII. *Miliaire.*

Eruption de petits boutons rouges, semblables à des grains de millet, épars sur toute la peau, passant bientôt à l'état de pustules blanches qui durent peu de temps, précédée de fièvre, sueur aigre et picotement.

ESPÈCE SIMPLE.

ESPÈCES COMPLIQUÉES. Complication avec les fièvres *adynamique*, *ataxique*, ou quelque autre phlegmasie.

GENRE IX. *Urticaire.*

Eruption de taches rouges, prurigineuses, peu élevées, analogues à celles qu'occasionne l'application des feuilles d'ortie sur la peau, disparaissant ordinairement au bout de peu d'heures pour revenir ensuite de nouveau, et se terminant par desquamation.

ESPÈCE SIMPLE.

ESPÈCES COMPLIQ. Complication avec quelqu'une des fièvres primitives.

GENRE X. *Pemphigus.*

Eruption successive ou simultanée sur différentes parties de la peau, et même sur les membranes muqueuses, de vésicules séreuses, transparentes, jaunâtres, à peu près du volume d'une amande, reposant sur des plaques rouges, communément précédée de fièvre, et terminée au bout de quelques jours par l'effusion du liquide contenu et la dessiccation des bases dénudées.

ESPÈCE SIMPLE.

ESPÈCES COMPLIQUÉES. Complication avec une fièvre primitive.

GENRE XI. *Pustule maligne.*

Tubercule cutané dur et mobile, surmonté et précédé d'une vésicule livide ou noirâtre, environné d'une aréole rouge, reposant sur une tuméfaction œdémateuse ou élastique, et accompagné de sentiment de chaleur, d'érosion et de cuisson, avec tendance à se terminer promptement par gangrène.

ESPÈCES SIMPLES. 1re. *Pustule maligne non contagieuse.*
2e. *Pustule maligne contagieuse.*

ESPÈCES COMPLIQUÉES. Complication avec les fièvres *adynamique* et *ataxique.*

DEUXIÈME SOUS-ORDRE. *Exanthèmes chroniques.*

Mêmes symptômes que ceux de l'ordre, mais d'une durée indéterminée et sans fièvre.

GENRE Ier. *Psydracie.*

Boutons pustuleux non contagieux ; ayant un siége varié et une marche irrégulière.

ESPÈCE SIMPLE.

ESPÈCES COMPLIQUÉES.

GENRE II. *Gale.*

Boutons qui se convertissent en pustules, commencent ordinairement dans les intervalles des doigts, autour des poignets et sur la poitrine, pour se répandre de là sur tout le reste du corps, excepté au visage, contiennent un très-petit insecte dans la vésicule qui termine leur sommet, sont accompagnés d'une vive démangeaison, et se communiquent par contagion.

ESPÈCES SIMPLES. 1re. *Gale sèche* ou *miliaire.* Pustules très-petites, plus ou moins rapprochées, sans être confluentes ; la vésicule une fois rompue se dessèche et noircit.

2e. *Gale humide* ou *boutonnée.* Pustules d'une certaine grosseur, rouges et confluentes ;

la vésicule rompue ne se dessèche pas, mais continue à laisser suinter une humeur qui, en se desséchant, forme ensuite une croûte.

ESPÈCES COMPLIQUÉES. Complication avec la *siphilis*, le *scorbut*, les *scrophules*, les *dartres*.

GENRE III. *Ephélides*.

Développement tantôt rapide et tantôt lent de taches dans une ou plusieurs parties des tégumens, sans prurit, et avec très-peu ou point d'élévation.

ESPÈCES SIMPLES. 1re. *Ephélide lentiforme*. Taches lenticulaires, éparses ou rassemblées en corymbe, de couleur fauve, roussâtre ou brune, affectant en général les parties exposées à l'air, et surtout au soleil.

2.e *Ephélide hépatique*. Taches plus larges que les précédentes, isolées ou rapprochées en certain nombre, d'une couleur furfuracée, et occupant de préférence le cou, la poitrine, la région du foie, celle des reins, et les aines.

Espèces compliquées. Complication avec le *scorbut*, la *siphilis*.

GENRE IV. *Dartre.*

Assemblage de petites pustules cutanées dans une ou plusieurs parties du corps, qui s'étendent comme en rampant sur les tégumens, laissent suinter une matière qui se convertit en écailles ou en croûtes, avec ou sans ulcération de la peau, et sont accompagnées d'un sentiment de prurit, de tension ou d'ustion.

Espèces simples. 1re. *Dartre furfuracée.* Légères exfoliations de l'épiderme, semblables à de la farine ou à du son, tantôt très-adhérentes à la peau, et tantôt très-peu.

2e. *Dartre squammeuse.* Exfoliations de l'épiderme en écailles plus larges que dans l'espèce précédente, et peu adhérentes.

3e. *Dartre crustacée.* Croûtes de forme et de couleur variées, plus ou moins adhérentes, et successivement remplacées par d'autres.

4e. *Dartre pustuleuse.* Pustules de différent volume, plus ou moins rapprochées, et dont la matière forme des écailles ou croûtes légères qui, en tombant, laissent communément des taches rougeâtres.

5e. *Dartre rongeante.* Boutons pustuleux qui, en laissant échapper continuellement une humeur ichoreuse et fétide, dégénèrent bientôt en un ulcère qui corrode quelquefois les muscles, les ligamens et les os.

ESPÈCES COMPLIQUÉES. Complication avec la *gale*, la *siphilis*, le *scorbut*.

GENRE V. *Achores.*

Pustules ou vésicules prurigineuses à la partie chevelue de la tête, suivies d'ulcérations superficielles, avec écoulement abondant d'une matière visqueuse jaunâtre, semblable à du miel corrompu et d'une odeur fade, qui, en se desséchant, forme des croûtes épaisses plus ou moins adhérentes, et agglutine les cheveux par touffes, sans les faire tomber.

ESPÈCES SIMPLES. 1re. *Gourme.* Croûtes jaunâtres au cuir chevelu, s'avançant quelquefois sur le front, les tempes, les oreilles, le cou, ou même le tronc, et s'accompagnant souvent du gonflement des glandes cervicales.

2e. *Croûtes de lait.* Croûtes ou écailles blanchâtres, ayant leur siége plus spécialement au visage.

ESPÈCES COMPLIQUÉES. Complication avec les *scrophules*, l'*odaxisme.*

GENRE VI. *Teigne.*

Mêmes symptômes que ceux du genre précédent, mais avec formation de croûtes ou écailles qui recouvrent le cuir chevelu en entier ou en grande partie, et sous lesquelles une sanie puriforme et fétide détruit par son séjour la bulbe des cheveux, ulcère plus ou moins profondément le tissu dermoïde, et attaque quelquefois la substance même des os du crâne.

ESPÈCES SIMPLES. 1re. *Teigne faveuse.* Croûtes jaunâtres, arrondies, déprimées en godet à leur centre, et s'avançant quelquefois sur le front, les tempes, les épaules, etc.

2e. *Teigne granulée* ou *rugueuse.* Croûtes brunâtres ou d'un gris obscur, sans dépression, et occupant ordinairement la région occipitale.

3e. *Teigne furfuracée.* Ecailles grisâtres ou roussâtres qui tombent en matière pulvérulente avec facilité, et ont leur siége au sommet de la tête et au front.

4e. *Teigne amiantacée.* Ecailles très-fines et comme nacrées, qui entourent la racine des cheveux et occupent communément la partie supérieure de la tête.

Espèces compliquées. Complication avec la *gale*, les *dartres*, les *scrophules*.

GENRE VII. *Plique.*

Entortillement inextricable, épaississement et agglutination des cheveux, qui prennent diverses formes et quelquefois un accroissement extraordinaire, précédés communément d'une céphalalgie opiniâtre, de sueurs fétides et de douleurs arthritiques.

Espèces simples. 1re. *Trichoma multiforme.* Cheveux agglutinés en mèches séparées.

2e. *Trichoma solitaire.* Cheveux agglutinés de manière à ne former qu'une queue ordinairement fort prolongée.

3e. *Trichoma en masse.* Cheveux agglutinés et mêlés en une masse informe, très-volumineuse et très-pesante.

Espèces compliquées. Complications encore peu connues.

ORDRE III. *Inflammations érythématiques muqueuses* ou *catarrhes*.

Douleur variable, généralement obtuse et gravative, rougeur, tuméfaction légère et chaleur sur un point plus ou moins étendu des membranes muqueuses; sécrétion du mucus d'abord supprimée, puis augmentée et modifiée; marche aiguë ou chronique, avec ou sans fièvre. Terminaison ordinaire par résolution, quelquefois par suppuration ou par induration, rarement par gangrène.

PREMIER SOUS-ORDRE. *Catarrhes pneumo-gastriques*.

Symptômes de l'ordre, modifiés suivant leur siége dans l'appareil des membranes muqueuses *pneumo-gastriques*.

GENRE 1er. *Ophthalmie*.

Douleur piquante, chaleur plus ou moins vive, rougeur et quelquefois gonflement de la conjonctive, avec sensibilité augmentée des yeux et écoulement d'un mucus séreux et limpide qui devient progressivement plus épais et opaque.

ESPÈCE SIMPLE.

ESPÈCES COMPLIQUÉES. Complication avec les fièvres *inflammatoire* et *gastrique*.

GENRE II. *Coryza.*

Rougeur, chaleur et gonflement à la membrane pituitaire des fosses nasales, avec pesantéur de tête, céphalalgie frontale, prurit, éternuement réitéré, larmoiement, difficulté de respirer par le nez et de percevoir les odeurs, voix nasillarde, et sécrétion du mucus d'abord diminuée, puis considérablement augmentée et altérée.

ESPÈCE SIMPLE.

ESPÈCES COMPLIQ. Complication avec l'*ophthalmie.*

GENRE III. *Otite.*

Douleur dans l'intérieur de l'oreille, tintement, bourdonnement, affaiblissement de l'ouïe, et écoulement muqueux par le conduit auditif externe ou par la membrane du tympan.

ESPÈCES SIMPLES. 1re. *Otite externe.* Douleur peu vive, rougeur et gonflement apparens dans le méat auditif.

2e. *Otite interne.* Douleur très-aiguë, profonde, et se communiquant quelquefois jusqu'à la gorge.

ESPÈCES COMPLIQUÉES. Complication de la première

avec la seconde espèce, les fièvres *inflammatoire* et *gastrique*.

GENRE IV. *Angine gutturale.*

Douleur, chaleur, rougeur et gonflement dans l'intérieur de la gorge, les deux derniers symptômes étant communément perceptibles à la vue ; sécrétion muqueuse d'abord supprimée, puis augmentée et modifiée ; déglutition gênée, douloureuse, et quelquefois impossible.

ESPÈCES SIMPLES. 1re. *Angine gutturale inflammatoire* ou *bénigne*. Symptômes du genre ; terminaison ordinaire par résolution.

2e. *Angine gutturale gangréneuse* ou *maligne*. Formation prompte d'une escharre gangréneuse, accompagnée des symptômes généraux d'*adynamie* ou d'*ataxie*.

ESPÈCES COMPLIQUÉES. Complication avec les fièvres primitives, la *scarlatine*, la *rougeole*, la *variole*, et assez ordinairement avec l'*adénite tonsillaire* d'un côté ou des deux côtés à la fois.

GENRE V. *Angine trachéale.*

Douleur et ardeur dans la gorge, sans altération sensible à la vue ; difficulté de respirer, avec toux rauque, voix aiguë et sifflante ; expectoration d'abord nulle, puis visqueuse et de plus en plus consistante ; déglutition peu ou point gênée.

ESPÈCE SIMPLE.

ESPÈCES COMPLIQUÉES. Complication avec l'une ou l'autre espèce du genre précédent, les fièvres *adynamique* et *ataxique*.

GENRE VI. *Croup.*

Toux et voix rauques d'un caractère particulier, respiration difficile, inspiration bruyante et sifflante, douleur légère au cou, avec sentiment d'une sorte de strangulation ; expectoration d'abord nulle, puis visqueuse et limpide, enfin consistante et opaque, présentant souvent des lambeaux membraniformes ; rémission irrégulière des symptômes ; fièvre. Terminaison fréquente par suffocation.

Espèce simple.

Espèces compliquées. Complication avec les *aphthes*, l'*angine gutturale*, la *péri-pneumonie*, la *variole*, la *rougeole*, la *scarlatine*.

Genre VII. *Catarrhe pulmonaire.*

Toux plus ou moins intense, chaleur modérée et douleur obtuse dans tout le thorax, avec sentiment d'oppression qui augmente par les efforts de la toux ; expectoration d'abord nulle, puis abondante, muqueuse, et devenant progressivement plus consistante.

Espèce simple.

Espèces compliquées. Complication avec les fièvres *gastrique*, *adynamique* et *gastro-adynamique*.

Genre VIII. *Gastrite.*

Douleur vive, chaleur ardente, sentiment de tension et de plénitude dans l'épigastre, augmentant par la pression extérieure ou l'introduction des alimens dans l'estomac, accompagnés de hoquet, de soif intense, d'anxiété considérable, d'un pouls fréquent et petit, et d'efforts continuels pour vomir ce qu'on vient d'avaler.

Espèce simple.

Espèces compliquées. Complication avec les fièvres *inflammatoire*, *gastrique*, *adynamique*, etc.

GENRE IX. *Entérite.*

Douleur fixe et sentiment d'une chaleur ardente dans une partie de l'abdomen, où il se manifeste pour l'ordinaire une tumeur oblongue et rénitente au toucher, accompagnés de vomissemens, constipation et fièvre.

Espèce simple.

Espèces compliquées. Complication avec une fièvre primitive.

GENRE X. *Dysenterie.*

Besoin très-fréquent d'aller à la selle, avec sortie de mucosités peu abondantes, souvent mêlées de sang, et accompagné de ténesme et d'un mouvement fébrile.

Espèce simple.

Espèces compliq. Complication avec quelqu'une des fièvres primitives.

GENRE XI. *Diarrhée catarrhale.*

Déjections alvines fréquentes, abondantes, de nature muqueuse et quelquefois très-liquides, accompagnées de tranchées plus ou moins douloureuses.

ESPÈCE SIMPLE.

ESPÈCES COMPLIQUÉES. Complication avec un autre *catarrhe.*

GENRE XII. *Aphthes.*

Eruption dans l'intérieur de la bouche, et quelquefois dans une grande partie du canal alimentaire, de tubercules blanchâtres, superficiels et ronds, formant des amas ou bien des croûtes de diverses couleurs plus ou moins adhérentes.

ESPÈCES SIMPLES. 1re. *Aphthes des adultes.*
2e. *Aphthes des enfans* ou *muguet.*

ESPÈCES COMPLIQUÉES. Complication avec les fièvres *muqueuse* et *adynamique.*

DEUXIÈME SOUS-ORDRE. *Catarrhes génito-urinaires.*

Symptômes de l'ordre, modifiés suivant leur siége dans l'appareil des membranes muqueuses génito-urinaires.

GENRE Ier. *Catarrhe vésical.*

Douleur, sentiment d'ardeur et de tension dans la vessie, avec émission plus ou moins difficile d'une urine trouble et mêlée de mucosités filantes qui se déposent promptement en sédiment épais au fond du vase. Marche aiguë et continue, ou chronique et avec de longs intervalles.

Espèce simple.

Espèces compliquées. Complication avec le *calcul urinaire*.

Genre II. *Blennorrhagie.*

Douleur dans l'urètre, principalement pendant l'émission de l'urine et durant les érections, qui sont plus fréquentes qu'à l'ordinaire et ont quelquefois lieu avec une sorte de courbure, accompagnée d'un écoulement de matière qui varie pour la qualité et la quantité.

Espèce simple.

Espèces compliquées. Complication fréquente avec la *siphilis*.

Genre III. *Leucorrhée.*

Ecoulement de la matrice et du vagin, sans cause virulente, d'un fluide de couleur blanche, jaune ou verdâtre, avec ou sans irritation des organes génitaux, et accompagné de pesanteur dans les lombes et les cuisses.

ESPÈCES SIMPLES. 1re. *Leucorrhée locale.* Symptômes du genre ; marche aiguë ou chronique.

2e. *Leucorrhée constitutionnelle.* Symptômes d'atonie générale, avec pâleur et sentiment de tiraillement dans l'estomac ; marche chronique.

ESPÈCES COMPLIQUÉES. Complication avec la *blennorrhagie*, la *chlorose*.

CLASSE TROISIÈME.

DYSECCRISIES.

EXCRÉTIONS morbides, qui ne sont pas essentiellement précédées ou accompagnées de fièvre ni de phlegmasie ; marche aiguë ou chronique.

ORDRE Ier. *Dyseccrisies sanguines.*

Excrétions morbides sanguines, accompagnées de symptômes divers, résultant de leur trop grande abondance, de leur diminution, ou de leur suppression.

PREMIER SOUS-ORDRE. *Hémorrhagies.*

Flux de sang insolites ou excessifs, ayant lieu par rupture des vaisseaux ou par exhalation, principalement à la surface des membranes muqueuses, avec augmentation et quelquefois diminution dans l'action vitale des forces organiques, soit générales, soit locales, du système vasculaire sanguin, et ordinairement avec tendance à des retours plus ou moins fréquens, réguliers ou irréguliers.

GENRE Ier. *Epistaxis.*

Ecoulement de sang par les narines, précédé ou non de symptômes de turgescence vers la tête.

ESPÈCES SIMPLES. 1re. *Epistaxis active.*
2e. *Epistaxis passive.*
3e. *Epistaxis accidentelle.*

ESPÈCES COMPLIQUÉES.

GENRE II. *Hémoptysie.*

Expectoration d'un sang ordinairement vermeil et écumeux, accompagnée de titillation dans la gorge et de la toux.

Espèces simples. 1re. *Hémoptysie active.*
2e. *Hémoptysie passive.*
3e. *Hémoptysie constitutionnelle.*
4e. *Hémoptysie accidentelle.*

Espèces compliquées.

Genre III. *Hématémèse.*

Vomissement d'un sang rouge ou noir, liquide ou coagulé, pur ou mêlé avec les alimens, accompagné de cardialgie, d'angoisses, de prostration des forces, et de syncopes.

Espèces simples. 1re. *Hématémèse active.*
2e. *Hématémèse passive.*
3e. *Hématémèse accidentelle.*
4e. *Méloena.* Vomissement d'un sang très-noir et grumelé, à la quantité de plusieurs livres, et accompagné de déjections alvines de même nature.

Espèces compliquées.

Genre IV. *Flux hémorrhoïdal.*

Ecoulement sanguin par l'anus, provenant des tumeurs hémorrhoïdales ou de la simple rupture des vaisseaux hémorrhoïdaux, et ordinairement précédé de douleurs gravatives et sentiment de pression dans le dos et les lombes.

ESPÈCES SIMPLES. 1re. *Flux hémorrhoïdal actif.*
2e. *Flux hémorrhoïdal passif.*

ESPÈCES COMPLIQUÉES.

GENRE V. *Hématurie.*

Ecoulement par le canal de l'urètre d'un sang pur, ou plus ou moins intimement mêlé avec l'urine.

ESPÈCES SIMPLES. 1re. *Hématurie active.*
2e. *Hématurie passive.*
3e. *Hématurie accidentelle.*

ESPÈCES COMPLIQUÉES.

GENRE VI. *Ménorrhagie.*

Ecoulement sanguin immodéré par la matrice et le vagin, accompagné de douleurs dorsales ou lombaires.

ESPÈCES SIMPLES. 1re. *Ménorrhagie active.*
2e. *Ménorrhagie passive.*
3e. *Ménorrhagie accidentelle.*

ESPÈCES COMPLIQUÉES.

DEUXIÈME SOUS-ORDRE. *Ischémies.*

Difficulté, diminution, rétention ou suppression des flux de sang habituels ou nécessaires.

GENRE Ier. *Dysménorrhée.*

Flux menstruel irrégulier, diminué, dévié, ou difficile et douloureux.

ESPÈCE SIMPLE.

ESPÈCES COMPLIQUÉES. Complication avec une lésion organique de la matrice.

GENRE II. *Aménorrhée.*

Rétention ou suppression du flux menstruel, accompagnée de symptômes variés.

ESPÈCE SIMPLE.

ESPÈCES COMPLIQUÉES. Complication avec la *chlorose*, l'*hystérie*, etc.

GENRE III. *Ischolochie.*

Rétention ou suppression des lochies.

ESPÈCE SIMPLE.

ESPÈCES COMPLIQUÉES. Complication avec la *métrite*, la *péritonite*, etc.

ORDRE II. *Dyseccrisies cachectiques.*

Excrétions morbides non sanguines, présentant divers phénomènes, suivant la nature de leur altération, leur excès ou leur défaut.

PREMIER SOUS-ORDRE. *Apocénoses.*

Evacuations insolites, viciées ou trop abondantes d'un fluide non sanguin ou d'une substance solide par les organes excrétoires.

GENRE Ier. *Epiphora.*

Ecoulement involontaire et continuel des larmes.

ESPÈCE SIMPLE.

ESPÈCES COMPLIQUÉES.

GENRE II. *Ptyalisme.*

Ecoulement abondant et continu de salive par la bouche.

ESPÈCE SIMPLE.

ESPÈCES COMPLIQUÉES.

GENRE III. *Vomissement.*

Expulsion par la bouche des matières contenues dans l'estomac, précédée et accompagnée d'efforts plus ou moins violens.

ESPÈCE SIMPLE.

ESPÈCES COMPLIQUÉES.

GENRE IV. *Choléra-morbus.*

Vomissemens bilieux répétés avec des efforts considérables, et déjections simultanées de même nature, accompagnés d'anxiétés, de coliques, de prostration des forces, et de crampes dans les extrémités inférieures.

Espèce simple.

Espèces compliquées. Complication avec la *gastrite*.

GENRE V. *Dévoiement bilieux.*

Déjections alvines fréquentes, plus ou moins liquides, de couleur jaune ou verdâtre, ordinairement accompagnées de tranchées, et quelquefois de douleurs cuisantes au fondement.

Espèce simple.

Espèces compliquées. Complication avec l'*embarras gastrique*.

GENRE VI. *Lienterie.*

Déjections alvines d'alimens non digérés, peu de temps ou immédiatement après les avoir pris.

Espèce simple.

Espèces compliquées. Complication avec une lésion organique de l'estomac ou du pylore.

GENRE VII. *Flatulence.*

Sortie fréquente et ordinairement bruyante

de vents par le haut et par le bas, accompagnée le plus souvent de borborygmes.

ESPÈCE SIMPLE.

ESPÈCES COMPLIQUÉES.

GENRE VIII. *Cholélithiasie.*

Calculs plus ou moins durs, produits par l'épaississement de la bile dans la vésicule du fiel, et accompagnés souvent de dérangemens variés, soit dans les fonctions du foie, soit dans celles des autres organes digestifs, suivant le volume, la forme et la situation de ces sortes de concrétions.

ESPÈCE SIMPLE.

ESPÈCES COMPLIQUÉES. Complication avec l'*ictère*, l'*hépatite*.

GENRE IX. *Diabétès.*

Flux immodéré des urines, dont la quantité surpasse de beaucoup celle des boissons prises, avec appétit vorace et amaigrissement progressif.

ESPÈCES SIMPLES. 1re. *Diabétès insipide.* Urine claire, limpide, sans saveur sucrée.

2e. *Diabétès sucré.* Urine avec

une légère teinte d'un vert jaunâtre et une saveur mielleuse.

ESPÈCES COMPLIQUÉES.

GENRE X. *Enurésie.*

Ecoulement des urines involontaire, habituel, sans douleur.

ESPÈCES SIMPLES. 1re. *Enurésie continue.*

2e. *Enurésie nocturne.*

ESPÈCES COMPLIQUÉES.

GENRE XI. *Urolithiasie.*

Calculs formés par les différens matériaux contenus dans l'urine, accompagnés de symptômes plus ou moins intenses, principalement dans l'excrétion des urines, suivant le volume, la forme et la situation de ces sortes de concrétions.

ESPÈCES SIMPLES. 1re. *Calcul rénal.* Douleur plus ou moins vive dans la région lombaire, augmentée par l'exercice; nausées, et même vomissement; stupeur de la cuisse, et rétraction du testicule du même côté; émission difficile et quelquefois brûlante d'une urine épaisse et visqueuse, souvent teinte de sang, avec ou sans fragmens de concrétions urinaires. Rémission des symptômes par intervalles.

2e. *Calcul vésical.* Pesanteur douloureuse au périnée, ténesme, érection fréquente, prurit à l'extrémité du pénis, *dysurie* et souvent *ischurie* ou interruption subite dans l'émission de l'urine, qui est ordinairement muqueuse et filante; perception d'un corps étranger dur dans la vessie à l'aide du cathétérisme.

ESPÈCES COMPLIQUÉES. Complication avec la *goutte*, le *rhumatisme fibreux*.

GENRE XII. *Galactirrhée.*

Ecoulement excessif de lait chez les femmes.

ESPÈCE SIMPLE.

ESPÈCES COMPLIQUÉES.

GENRE XIII. *Spermacrasie.*

Emission involontaire, fréquente ou continue, de la semence et de l'humeur de la glande prostate chez les hommes, le plus souvent sans érection ni sentiment de plaisir.

ESPÈCE SIMPLE.

ESPÈCES COMPLIQUÉES.

GENRE XIV. *Avortement.*

Expulsion du fœtus hors de la matrice avant terme.

ESPÈCE SIMPLE.

ESPÈCES COMPLIQUÉES. Complication avec la *ménorrhagie.*

DEUXIÈME SOUS-ORDRE. *Epischèses.*

Difficulté, diminution, rétention ou suppression dans l'évacuation d'une substance ou matière excrémentitielle non sanguine quelconque.

GENRE Ier. *Embarras gastrique.*

Accumulation ou surcharge de sucs gastriques et biliaires plus ou moins altérés dans les premières voies, accompagnée de trouble, principalement dans les fonctions des organes digestifs.

ESPÈCES SIMPLES. 1re. *Embarras stomacal.* Céphalalgie susorbitaire, perte de l'appétit, amertume de la bouche, enduit jaunâtre ou blanchâtre de la langue, nausées et quelquefois même vomissement, douleur et sensibilité à l'épigastre.

2e. *Embarras intestinal.* Lassitudes spontanées, douleurs vagues dans les extrémités inférieures, surtout aux genoux, flatuosités, éructations, borborygmes, tension de l'abdomen, dévoiement ou constipation.

Espèces compliquées. Complication avec les fièvres primitives, les *phlegmasies*, et presque toutes les autres maladies.

GENRE II. *Ictéricie.*

Couleur jaune de la peau et des yeux, excrémens blancs ou cendrés, urine d'un rouge obscur et teignant en jaune les linges qu'on y plonge.

Espèce simple.

Espèces compliquées. Complication avec la fièvre *bilieuse*, l'*embarras gastrique*.

GENRE III. *Constipation.*

Déjections alvines supprimées, ou extraordinairement retardées et pénibles.

ESPÈCE SIMPLE.

ESPÈCES COMPLIQUÉES.

GENRE IV. *Dysurie.*

Émission difficile et douloureuse de l'urine.

ESPÈCE SIMPLE.

ESPÈCES COMPLIQUÉES.

GENRE V. *Ischurie.*

Rétention ou suppression totale des urines.

ESPÈCES SIMPLES. 1re. *Ischurie rénale.* Douleur sourde et sentiment de pesanteur aux reins, sans tumeur à l'hypogastre, ni envie de rendre les urines.

2e. *Ischurie vésicale.* Douleur plus ou moins vive vers le pubis, tumeur arrondie et rénitente à l'hypogastre, envie fréquente d'uriner.

3e. *Ischurie urétrale.* Symptômes de l'espèce précédente, accompagnés de douleurs dans quelque partie du canal de l'urètre.

ESPÈCES COMPLIQUÉES.

GENRE VI. *Agalactie.*

Défaut absolu de lait ou sa suppression chez les nouvelles accouchées.

ESPÈCE SIMPLE.

ESPÈCES COMPLIQUÉES.

GENRE VII. *Dyspermasie.*

Émission lente, tardive ou difficile de la liqueur séminale dans l'homme.

ESPÈCE SIMPLE.

ESPÈCES COMPLIQUÉES.

GENRE VIII. *Dystocie.*

Accouchement difficile, laborieux, ou contre nature.

ESPÈCES SIMPLES. 1re. *Dystocie pelvienne.*
2e. *Dystocie utérine.*
3e. *Dystocie vaginale.*
4e. *Dystocie fœtale* ou *cyématique.*

ESPÈCES COMPLIQUÉES.

GENRE IX. *Stérilité.*

Défaut absolu de fécondité dans les femmes.

ESPÈCE SIMPLE.

ESPÈCES COMPLIQUÉES.

CLASSE QUATRIÈME.

NÉVROSES.

LÉSIONS du sentiment, du mouvement et de l'entendement, sans fièvre ni affection locale primitive ou essentielle.

ORDRE Ier. *Dysesthésies.*

Affections morbifiques de la sensibilité.

PREMIER SOUS-ORDRE. *Hypéresthésies.*

Lésions de la sensibilité par excès ou par aberration.

GENRE Ier. *Agrypnie.*

Privation ou défaut absolu de sommeil.

ESPÈCE SIMPLE.

ESPÈCES COMPLIQUÉES.

GENRE II. *Nyctalopie.*

Vision distincte dans l'obscurité ou la nuit, et nulle dans un lieu éclairé ou pendant le jour.

ESPÈCE SIMPLE.

ESPÈCES COMPLIQUÉES.

GENRE III. *Berlue.*

Vision d'objets imaginaires ou qui ne frappent pas le sens de la vue, comme de mouches ou d'une espèce de réseau, etc.

ESPÈCE SIMPLE.

ESPÈCES COMPLIQUÉES.

GENRE IV. *Diplopie.*

Vue double des objets qui sont simples.

ESPÈCE SIMPLE.

ESPÈCES COMPLIQUÉES.

GENRE V. *Tintouin.*

Perception importune de sons ou de bruits qui n'existent pas à l'extérieur.

ESPÈCE SIMPLE.

ESPÈCES COMPLIQUÉES.

GENRE XIII. *Pyrosis.*

Sensation douloureuse d'une chaleur ardente à l'épigastre, accompagnée de l'éructation d'une humeur aqueuse, communément insipide, et quelquefois très-acide.

ESPÈCE SIMPLE.

ESPÈCES COMPLIQUÉES.

GENRE XIV. *Boulimie.*

Faim violente et fréquemment subite, avec lipothymie.

ESPÈCE SIMPLE.

ESPÈCES COMPLIQUÉES.

GENRE XV. *Pica.*

Envie de manger des choses extraordinaires ou absurdes, et aversion pour les alimens ordinaires.

ESPÈCE SIMPLE.

ESPÈCES COMPLIQUÉES.

GENRE XVI. *Satyriasis.*

Désir insatiable pour le coït chez les hommes, et faculté de l'accomplir très-fréquemment sans s'épuiser, avec disposition prochaine à la démence.

ESPÈCE SIMPLE.

ESPÈCES COMPLIQUÉES.

GENRE XVII. *Nymphomanie.*

Penchant irrésistible à l'acte vénérien chez les femmes, avec abandon absolu aux actes les plus déréglés d'une imagination obscène, jointe à un esprit aliéné.

ESPÈCE SIMPLE.

ESPÈCES COMPLIQUÉES.

DEUXIÈME SOUS-ORDRE. *Anesthésies.*

Lésions de la sensibilité par défaut.

GENRE 1er. *Cataphora.*

Sommeil plus long ou plus profond qu'il ne doit l'être dans l'état naturel.

ESPÈCES SIMPLES. 1re. *Léthargie.* Somnolence continuelle, avec oubli des impressions reçues.

2e. *Coma.* Assoupissement profond, dont on ne peut tirer le malade qu'avec beaucoup de difficulté, et dans lequel il retombe bientôt après.

3e. *Carus.* État soporeux tel, qu'il résiste à toute espèce de stimulans.

ESPÈCES COMPLIQUÉES.

GENRE II. *Apoplexie.*

Suspension subite et plus ou moins complète de la sensibilité physique, de l'entendement et de la locomotion ; respiration plus ou moins stertoreuse ; continuation de l'action du cœur et des artères.

ESPÈCES SIMPLES. 1re. *Apoplexie incomplète* ou *faible.*
2e. *Apoplexie complète* ou *forte.*
3e. *Apoplexie foudroyante.* Mort presqu'à l'instant de l'attaque.

ESPÈCES COMPLIQUÉES.

GENRE III. *Catalepsie.*

Suspension totale du sentiment et du mouvement, pouls et respiration à peine perceptibles, immobilité et persévérance de toutes les parties du corps dans leur position antérieure, ou dans celle qu'on leur fait prendre.

ESPÈCE SIMPLE.

ESPÈCES COMPLIQUÉES.

GENRE IV. *Héméralopie.*

Vision distincte des objets pendant le jour,

et très-obscure ou nulle dès que le soleil a passé sous l'horizon.

Espèce simple.

Espèces compliquées.

Genre V. *Amaurose.*

Privation complète de la vue, sans aucun vice apparent.

Espèce simple.

Espèces compliquées.

Genre VI. *Dysécie.*

Dureté ou faiblesse de l'ouïe.

Espèce simple.

Espèces compliquées.

Genre VII. *Surdité.*

Privation totale de la faculté de percevoir les sons.

Espèce simple.

Espèces compliquées.

Genre VIII. *Anorexie.*

Perte ou défaut d'appétit.

Espèce simple.

Espèces compliquées.

GENRE IX. *Anaphrodisie.*

Abolition complète de l'appétit vénérien.

ESPÈCE SIMPLE.
ESPÈCES COMPLIQUÉES.

ORDRE II. *Dysérethisies.*

Affections morbifiques de l'irritabilité ou contractilité musculaire.

PREMIER SOUS-ORDRE. *Hyperéréthisies.*

Lésions de l'irritabilité, par excès ou par aberration.

GENRE Ier. *Convulsions.*

Contractions alternatives et involontaires de divers muscles, principalement de ceux soumis à l'influence de la volonté, sans perte de connaissance.

ESPÈCE SIMPLE.
ESPÈCES COMPLIQUÉES.

GENRE II. *Crampe.*

Contraction douloureuse et de peu de durée d'un ou de quelques muscles, principalement aux extrémités inférieures.

ESPÈCE SIMPLE.
ESPÈCES COMPLIQUÉES.

GENRE III. *Tétanos.*

Roideur et immobilité permanente et douloureuse du tronc et des membres, resserrement spasmodique des mâchoires, difficulté ou même impossibilité d'exécuter la déglutition, ordinairement sans perte de connaissance.

ESPÈCES SIMPLES. 1re. *Tétanos spontané.*
2e. *Tétanos traumatique.*

ESPÈCES COMPLIQUÉES.

GENRE IV. *Epilepsie.*

Attaque subite et périodique de mouvemens convulsifs plus ou moins violens de la plupart des muscles, avec perte de connaissance et communément écume à la bouche.

ESPÈCE SIMPLE.

ESPÈCES COMPLIQUÉES. Complication avec la *manie*, la *démence*, l'*idiotisme*.

GENRE V. *Chorée.*

Gesticulations irrégulières et involontaires de différentes parties du corps, surtout des jambes et des bras.

ESPÈCE SIMPLE.

ESPÈCES COMPLIQUÉES.

GENRE VI. *Spasme de l'œsophage.*

Difficulté ou impossibilité d'avaler, par l'effet de la constriction spasmodique du pharynx et de l'œsophage.

ESPÈCE SIMPLE.

ESPÈCES COMPLIQUÉES.

GENRE VII. *Voix convulsive.*

D'abord difficulté de parler, puis succession involontaire et rapide de sons discordans.

ESPÈCE SIMPLE.

ESPÈCES COMPLIQUÉES.

GENRE VIII. *Coqueluche.*

Quintes de toux périodiques, violentes et convulsives, accompagnées de difficulté de respirer, d'une inspiration sonore, de menace de suffocation, et suivies d'une expectoration muqueuse, ou même de vomissement.

ESPÈCE SIMPLE.

ESPÈCES COMPLIQUÉES.

GENRE IX. *Palpitations.*

Mouvemens du cœur précipités, irréguliers, plus forts que dans l'état naturel, ordinairement passagers, mais se renouvelant très-facilement par la moindre affection morale.

ESPÈCE SIMPLE.

ESPÈCES COMPLIQUÉES.

GENRE X. *Asthme.*

Sentiment subit et périodique d'un resserrement spasmodique dans la poitrine, avec respiration stertoreuse et sifflante, embarras dans l'articulation des sons, toux et expectoration muqueuse plus ou moins abondante vers la fin de l'accès.

ESPÈCE SIMPLE.

ESPÈCES COMPLIQUÉES.

GENRE XI. *Colique.*

Sentiment de tortillement dans les intestins, particulièrement autour de l'ombilic ou dans le trajet du colon, avec douleur continue que la pression extérieure n'augmente point et soulage même assez fréquemment, constipation plus ou moins opiniâtre, et rétraction de l'abdomen.

ESPÈCES SIMPLES. 1re. *Colique matérielle.*
2e. *Colique nerveuse.*
3e. *Colique plombagineuse.* Symptômes du genre, auxquels

se joignent assez communément divers accidens nerveux ; durée prolongée.

ESPÈCES COMPLIQUÉES.

GENRE XII. *Iléus.*

Vomissement réitéré des matières contenues dans l'estomac, et même dans les intestins, avec constipation opiniâtre, anxiété et douleur très-vive autour de l'ombilic ou dans le trajet du colon.

ESPÈCE SIMPLE.

ESPÈCES COMPLIQUÉES.

GENRE XIII. *Hystérie.*

Sentiment d'une boule qui semble partir de la matrice, rouler dans le bas-ventre, monter ensuite dans l'estomac, dans la poitrine, et jusqu'à la gorge, où elle produit une espèce de suffocation et de strangulation, accompagné de convulsions, de syncopes, de borborygmes, et d'anomalies nombreuses de la sensibilité, de la motilité et de la caloricité.

ESPÈCE SIMPLE.

ESPÈCES COMPLIQUÉES. Complication avec l'*hypochondrie.*

GENRE XIV. *Priapisme.*

Tension forte, douloureuse, continuelle ou très-fréquente du pénis, avec un sentiment d'ardeur brûlante, et sans aucun penchant à l'acte vénérien.

ESPÈCE SIMPLE.

ESPÈCES COMPLIQUÉES.

DEUXIÈME SOUS-ORDRE. *Anéréthisies.*

Lésions de l'irritabilité par défaut.

GENRE Ier. *Paralysie.*

Diminution considérable ou abolition de la contractilité musculaire dans une ou plusieurs parties du corps, avec ou sans lésion de la sensibilité.

ESPÈCES SIMPLES. 1re. *Paralysie incomplète.*
2e. *Paralysie complète.*

ESPÈCES COMPLIQUÉES.

GENRE II. *Tremblement.*

Agitation faible et involontaire du corps ou de quelque membre.

ESPÈCE SIMPLE.

ESPÈCES COMPLIQUÉES.

GENRE III. *Dyspnée.*

Difficulté plus ou moins grande et continue de respirer.

ESPÈCE SIMPLE.

ESPÈCES COMPLIQUÉES.

GENRE IV. *Asphyxie.*

Suppression de la respiration, de la circulation et de l'action cérébrale.

ESPÈCES SIMPLES. 1re. *Asphyxie apneumatique* ou produite par privation d'air.
2e. *Asphyxie méphitismale* ou produite par un gaz délétère.

ESPÈCES COMPLIQUÉES.

GENRE V. *Syncope.*

Diminution ou suspension de l'action du cœur, de la respiration et de toutes les autres fonctions.

ESPÈCE SIMPLE.

ESPÈCES COMPLIQUÉES.

GENRE VI. *Aphonie.*

Abolition de la voix ou de la faculté de produire des sons.

ESPÈCE SIMPLE.

ESPÈCES COMPLIQUÉES.

GENRE VII. *Dyspepsie.*

Digestion lente, pénible, et plus ou moins douloureuse.

ESPÈCE SIMPLE.

ESPÈCES COMPLIQUÉES.

GENRE VIII. *Chlorose.*

Faiblesse ou débilité générale du corps, particulièrement chez les filles, accompagnée de pâleur de la peau, de bouffissure, et de divers symptômes de *dysorexie.*

ESPÈCE SIMPLE.

ESPÈCES COMPLIQUÉES. Complication avec l'*aménorrhée*, le *pica.*

GENRE IX. *Impuissance.*

Incapacité, chez l'homme, de consommer l'acte vénérien par défaut d'érection.

ESPÈCE SIMPLE.

ESPÈCES COMPLIQUÉES.

ORDRE III. *Vésanies.*

Dérangemens des fonctions intellectuelles.

PREMIER SOUS-ORDRE. *Vésanies complètes.*

Lésions des fonctions intellectuelles, avec jugement faux ou erroné.

GENRE Ier. *Hypochondrie.*

Inquiétude continuelle pour des maux très-légers ou tout-à-fait imaginaires, avec propension à une défiance ombrageuse, accompagnée communément de tension spasmodique dans diverses parties, et de flatuosités incommodes.

ESPÈCE SIMPLE.

ESPÈCES COMPLIQUÉES. Complication avec une lésion organique abdominale.

GENRE II. *Mélancolie.*

Folie partielle, ou délire exclusif sur un objet dont le malade s'occupe sans cesse.

ESPÈCES SIMPLES. 1re. *Mélancolie fantastique.* Série particulière d'idées bizarres ou absurdes, et raisonnement assez juste sur tout le reste.

2e. *Mélancolie pathématique.* Délire affectif par une passion dominante portée à l'excès.

ESPÈCES COMPLIQUÉES.

GENRE III. *Manie.*

Folie générale, avec penchant à des actes d'audace, de fureur et d'impétuosité.

ESPÈCES SIMPLES. 1re. *Manie continue.*
2e. *Manie périodique.*

ESPÈCES COMPLIQUÉES.

GENRE IV. *Démence.*

Délire universel et continu, sans penchant à des actes de violence.

ESPÈCE SIMPLE.

ESPÈCES COMPLIQUÉES. Complication avec l'*épilepsie*.

GENRE V. *Idiotisme.*

Oblitération plus ou moins absolue des fonctions intellectuelles et affectives.

ESPÈCE SIMPLE.

ESPÈCES COMPLIQUÉES. Complication avec l'*épilepsie*.

GENRE VI. *Hydrophobie.*

Délire avec penchant à mordre, horreur des liquides, sensibilité extrême des organes des sens, et sentiment d'ardeur et de constriction à la gorge.

ESPÈCES SIMPLES. 1re. *Hydrophobie spontanée.*
2e. *Hydrophobie contagieuse.*

ESPÈCES COMPLIQUÉES.

DEUXIÈME SOUS-ORDRE. *Vésanies incomplètes.*

Lésions des fonctions intellectuelles, sans faux jugement.

GENRE Ier. *Amnésie.*

Affaiblissement extraordinaire de la mémoire.

ESPÈCE SIMPLE.

ESPÈCES COMPLIQUÉES.

GENRE II. *Incube.*

Rêve pénible, accompagné d'un sentiment d'oppression précordiale considérable et de difficulté de respirer.

ESPÈCE SIMPLE.

ESPÈCES COMPLIQUÉES.

GENRE III. *Somnambulisme.*

Excitation vive de l'imagination pendant le sommeil, qui fait parler, marcher et exécuter différentes actions comme dans l'état de veille.

ESPÈCE SIMPLE.

ESPÈCES COMPLIQUÉES.

CLASSE CINQUIÈME.

LÉSIONS ORGANIQUES.

CHANGEMENS plus ou moins permanens dans la structure intime des organes.

SECTION Ire. *Lésions organiques vitales.*

Dérangemens dans la structure des organes par altération de leurs propriétés vitales.

ORDRE Ier. *Lésions organiques vitales générales.*

Altérations organiques vitales qui peuvent s'étendre indistinctement à toutes les parties.

PREMIER SOUS-ORDRE. *Lésions organiques de la plupart des tissus en même temps.*

GENRE Ier. *Siphilis.*

Maladie contagieuse, locale ou générale, communiquée ordinairement par l'acte vénérien, et caractérisée par des chancres, des bubons, des taches ou des pustules, des excroissances ou sortes de végétations variées, des exostoses, des douleurs ostéocopes, la carie.

Espèce simple.

Espèces compliquées. Complication avec un *exanthème chronique*, le *scorbut*, les *scrophules*, la *goutte*.

Genre II. *Scorbut.*

Gencives gonflées, flasques, saignantes; taches rouges, bleuâtres ou livides dans différentes parties du corps, surtout vers la racine des poils; haleine fétide; douleurs vagues dans les membres; lassitude générale et débilité au moindre mouvement; tendance à des hémorrhagies passives et à la formation d'ulcères sordides aux extrémités inférieures.

Espèce simple.

Espèces compliquées.

Genre III. *Scrophules.*

Tumeurs plus ou moins dures, le plus souvent indolentes et d'une forme irrégulière des glandes lymphatiques du cou, des aisselles ou des aines, susceptibles, en s'abcédant, de dégénérer en ulcères fongueux, et d'être accompagnées de désordres variés dans le tissu cellulaire, dans les os et dans les viscères.

Espèce simple.

Espèces compliquées. Complication avec la *siphilis*, le *scorbut*, le *rachitis*, ou quelque *exanthême* chronique.

Genre IV. *Rachitis.*

Courbure des os longs, gonflement de leurs extrémités, déviation du *rachis*, dépression des côtes, difformité du bassin, tuméfaction de l'abdomen, tête volumineuse, faiblesse des membres, maigreur du corps, intelligence très-grande et précoce, ou état de stupidité.

Espèce simple.

Espèces compliquées.

Genre V. *Eléphantiasis.*

Peau épaisse, dure, sillonnée, huileuse, privée de poil, semblable à celle de l'éléphant, avec ou sans ulcération, et accompagnée d'une atteinte profonde portée à la sensibilité de cet organe.

Espèces simples. 1re. *Eléphantiasis générale.* Formation dans différentes parties du corps de tubercules durs et insensibles, front ridé, face hideuse, voix rauque, haleine fétide, urine jumenteuse, *dyspnée*, diminution progressive des fonctions des sens, quelquefois chute spontanée des doigts, et même des extrémités des membres.

2e. *Eléphantiasis partielle.* Gonflement dur, rugueux, très-volumineux, difforme et permanent de quelque partie, particulièrement des pieds et des jambes, souvent précédé de douleur, rougeur et tuméfaction dans le trajet des vaisseaux lymphatiques, et d'un mouvement fébrile.

ESPÈCES COMPLIQUÉES. Complication avec la *siphilis*, le *scorbut*, les *scrophules*.

GENRE VI. *Yaws.*

Eruption sur la peau d'excroissances fongueuses qui présentent quelque analogie avec des framboises, accompagnée quelquefois d'ulcères *phagédéniques*, de caries, d'exostoses, et de douleurs ostéocopes.

ESPÈCE SIMPLE.

ESPÈCES COMPLIQUÉES.

DEUXIÈME SOUS-ORDRE. *Lésions organiques de tel ou tel tissu indifféremment.*

GENRE Ier. *Phthisie.*

Suppuration interne par suite d'une exulcération quelconque, accompagnée de fièvre hectique et lésion dans les fonctions de l'organe affecté.

ESPÈCES SIMPLES. 1re. *Phthisie des tissus parenchymateux.*
2e. *Phthisie des tissus muqueux.*

ESPÈCES COMPLIQUÉES. Complication avec les *scrophules*, le *scorbut*, etc.

GENRE II. *Tubercules.*

Petites tumeurs dures et communément assez nombreuses dans la substance de quelque viscère parenchymateux, avec tendance plus ou moins prochaine à la suppuration.

ESPÈCES SIMPLES. 1re. *Tubercules pulmonaires.*
2e. *Tubercules mésentériques.*

ESPÈCES COMPLIQUÉES. Complication avec les *scrophules*, les *dartres*, etc.

GENRE III. *Squirrhe.*

Tumeur dure, indolente, circonscrite et irrésoluble, pouvant se former dans toutes les parties, mais ayant pour l'ordinaire son siége dans les glandes.

ESPÈCE SIMPLE.

ESPÈCES COMPLIQUÉES.

GENRE IV. *Cancer.*

Tumeur dure, ordinairement inégale et montueuse, plus ou moins volumineuse, formée par une substance lardacée ou cérébriforme, environnée de vaisseaux tortueux, gonflés et variqueux, accompagnée par intervalles de douleurs lancinantes, pouvant se manifester indistinctement sur toutes les parties du corps, et même à la peau, mais attaquant de préférence les parties glanduleuses, dégénérant enfin plus ou moins promptement en un ulcère rongeant qui a les bords renversés et calleux, et dont le fond livide, fongueux et saignant, fournit une sanie tellement âcre, qu'elle y produit le plus souvent le sentiment d'une ustion continuelle.

ESPÈCES SIMPLES. 1.re *Cancer interne.*
2.e *Cancer externe.*

ESPÈCES COMPLIQUÉES.

GENRE V. *Gangrène.*

Abolition du sentiment et de toute action organique dans une partie molle quelconque, avec décomposition plus ou moins prompte des tissus qui en sont le siége.

ESPÈCES SIMPLES. 1.re *Gangrène humide.* Tuméfaction gorgée de sucs, couleur livide et noire, flaccidité, diminution de température, formation d'une escharre ou de phlyctènes, odeur fétide et cadavéreuse, symptômes généraux d'*adynamie*; progrès rapides de putréfaction.

2.e *Gangrène sèche.* Point de tuméfaction, mais dessèchement gradué et en quelque sorte *momification* des tissus; progrès lents de putréfaction.

ESPÈCES COMPLIQUÉES.

ORDRE II. *Lésions organiques vitales particulières.*

Altérations organiques vitales, qui ne s'étendent qu'à un seul système d'organes.

PREMIER SOUS-ORDRE. *Lésions organiques du système des vaisseaux lymphatiques et du tissu cellulaire.*

GENRE Ier. *Obésité.*

Embonpoint excessif et incommode.

ESPÈCE SIMPLE.

ESPÈCES COMPLIQUÉES.

GENRE II. *Atrophie.*

Maigreur excessive avec faiblesse.

ESPÈCES SIMPLES. 1re. *Atrophie générale.*
2.e *Atrophie partielle.*

ESPÈCES COMPLIQUÉES.

GENRE III. *Hydropisie.*

Amas contre nature ou extraordinaire de sérosité dans différentes parties du corps, communément avec tuméfaction apparente.

ESPÈCES SIMPLES. 1re. *Œdème.* Infiltration aqueuse partielle du tissu cellulaire, formant une tumeur molle, indolente, sans changement de couleur à la peau, et conservant pendant quelque temps l'impression du doigt.

2e. *Anasarque.* Infiltration aqueuse générale du tissu cellulaire, accompagnée de distension de la peau, qui est blanche, froide et pâteuse.

3e. *Hydrocéphale.* Volume extraordinaire de la tête, écartement des sutures, sorte de transparence, particulièrement à l'endroit des fontanelles ; hébétement, affaiblissement des sens, vertiges, et souvent paralysie des membres.

4e. *Hydrophthalmie.* Volume excessif du globe de l'œil par la surabondance des humeurs aqueuse et vitrée.

5e. *Hydrorachis.* Petite tumeur molle, transparente et fluctuante dans un des points de la colonne épinière, avec écartement ou destruction d'une partie des vertèbres, et accompagnée pour l'ordinaire de la paralysie des membres abdominaux.

6e. *Hydrothorax.* Dyspnée plus ou moins intense, sentiment de fluctuation plus ou moins manifeste, son mat et obtus rendu par la percussion, possibilité de se coucher sur tous les côtés, pâleur et bouffissure de la face, œdématie des extrémités inférieures.

7e. *Hydropéricarde.* Battemens du cœur obscurs et se faisant sentir comme au travers d'un liquide, avec difficulté de respirer, qui menace de suffocation dans la position horizontale, souvent syncope, et quelquefois palpitations.

8e. *Ascite.* Tuméfaction plus ou moins grande, peu élastique, mais égale et régulière de tout l'abdomen, avec une fluctuation sensible au tact.

9e. *Hydromètre.* Tuméfaction graduée de l'hypogastre, qui imite la forme de la matrice, cède à la pression, ou laisse apercevoir de la fluctuation, sans *grossesse* ni *ischurie.*

10e. *Hydropisie enkystée.* Tuméfaction partielle de l'abdomen vers l'un des hypochondres, avec fluctuation obscure, sentiment de tension et de douleur obtuse dans la partie affectée.

11e. *Hydrocèle.* Tuméfaction du scrotum formée par un amas de sérosité épanchée ou infiltrée.

12e. *Hydarthrose.* Tuméfaction molle et indolente autour de quelque articulation, produite par l'accumulation de la *synovie.*

ESPÈCES COMPLIQUÉES. Complication avec quelque autre lésion organique.

GENRE IV. *Myopie.*

Trop grande convexité du *cristallin* et de la

cornée par l'abondance des humeurs de l'œil, ce qui rend la vue courte.

Espèce simple.

Espèces compliquées.

Genre v. *Presbytie.*

Trop peu de convexité du cristallin et de la cornée par la diminution des humeurs de l'œil, ce qui fait qu'on ne voit que les objets éloignés.

Espèce simple.

Espèces compliquées.

Genre vi. *Cataracte.*

Opacité du cristallin par altération des humeurs de cet organe; d'où il résulte que les rayons lumineux se trouvent plus ou moins complètement interceptés.

Espèces simples. 1re. *Cataracte cristalline.*
2e. *Cataracte capsulaire.*

Espèces compliquées.

Genre vii. *Glaucome.*

Opacité du corps vitré, qui obscurcit ou abolit la vue.

Espèce simple.

Espèces compliquées.

GENRE VIII. *Hypopion.*

Mélange d'un liquide puriforme avec l'humeur aqueuse de l'œil.

ESPÈCE SIMPLE.

ESPÈCES COMPLIQUÉES.

GENRE IX. *Tumeur lacrymale.*

Tuméfaction molle, indolente, ronde ou oblongue vers le grand angle de l'œil, produite par l'accumulation des larmes dans le sac lacrymal.

ESPÈCE SIMPLE.

ESPÈCES COMPLIQUÉES.

GENRE X. *Grenouillette.*

Tumeur molle, indolente et plus ou moins volumineuse sous la langue à côté du frein, produite par l'accumulation de la salive dans le canal d'une des glandes sous-maxillaires.

ESPÈCE SIMPLE.

ESPÈCES COMPLIQUÉES.

GENRE XI. *Ganglion.*

Petite tumeur dure, indolente, plus ou moins mobile, formée par l'accumulation d'une sérosité lymphatique dans la gaîne des tendons où dans le tissu cellulaire environnant.

Espèce simple.

Espèces compliquées.

GENRE XII. *Loupe.*

Tumeur circonscrite, indolente, ordinairement ronde, mobile ou adhérente, et plus ou moins volumineuse de la peau, formée par une matière plus ou moins consistante, contenue dans une enveloppe particulière ou dans plusieurs loges du tissu cellulaire sous-cutané.

Espèces simples. 1re. *Mélicéris.* Loupe formée par une collection de matière jaune, visqueuse, semblable à du miel, renfermée dans un *kyste.*

2e. *Athérome.* Loupe formée par une collection de matière blanchâtre, grumelée, d'une consistance analogue à celle de la bouillie, également renfermée dans un sac membraneux.

3e. *Lipome.* Loupe formée par le tissu adipeux ordinaire, mais dont la graisse a acquis un peu plus de consistance que dans l'état naturel.

4e. *Stéatome.* Loupe formée par une graisse dégénérée qui ressemble à du suif fondu, et qui est contenue dans une multitude de poches particulières.

ESPÈCES COMPLIQUÉES.

GENRE XIII. *Abcès.*

Tumeur circonscrite produite par une collection de pus dans le tissu cellulaire, avec fluctuation plus ou moins sensible, suivant la différence du siége.

ESPÈCES SIMPLES. 1re. *Abcès chaud* ou *par fluxion.* Collection de pus formée avec plus ou moins de rapidité, en conséquence de quelque inflammation *aiguë.*

2.e *Abcès froid* ou *par congestion.* Collection de pus formée plus ou moins lentement, par suite d'une inflammation *occulte* ou *chronique.*

ESPÈCES COMPLIQUÉES. Complication avec la *carie,* etc.

DEUXIÈME SOUS-ORDRE. *Lésions organiques du système vasculaire sanguin.*

GENRE Ier. *Rétrécissement des orifices du cœur.*

Bruissement particulier sensible dans les artères et à la région précordiale, lorsqu'on y applique la main, palpitations vives et fréquentes, irrégularité du pouls, gêne dans la respiration, décoloration livide ou bleuâtre de la face, infiltration générale, souvent *lipothymie.*

ESPÈCE SIMPLE.

ESPÈCES COMPLIQUÉES.

GENRE II. *Dilatation des cavités du cœur.*

Volume du cœur plus grand que dans l'état naturel, avec augmentation ou diminution de l'épaisseur de ses parois, accompagné de palpitations, de battemens à la région du cœur très-sensibles au toucher, d'un pouls petit, fréquent et inégal, et des autres symptômes du genre précédent.

ESPÈCE SIMPLE.

ESPÈCES COMPLIQUÉES. Complication avec le *rétrécissement des orifices du cœur, l'hydropéricarde.*

GENRE III. *Anévrisme.*

Tumeur plus ou moins volumineuse formée par le sang artériel, avec des battemens isochrones à ceux du pouls, et disparaissant plus ou moins facilement par la pression.

ESPÈCES SIMPLES. 1re. *Anévrisme vrai.* Tumeur molle, circonscrite, ronde ou oblongue sur le trajet d'une artère quelconque, tant intérieure qu'extérieure, produite par la dilatation graduée et partielle des membranes artérielles, et accompagnée de mouvemens pulsatifs.

2e. *Anévrisme faux primitif.* Tumeur diffuse plus ou moins étendue, formée brusquement par l'irruption du sang d'une artère ouverte dans le tissu cellulaire environnant.

3e. *Anévrisme faux consécutif.* Tumeur dure et circonscrite, avec des battemens obscurs et une sorte de frémissement sensible au toucher, se formant graduellement par suite d'une ouverture ou rupture spontanée des parois artérielles, et ne disparaissant pas entièrement ou difficilement par la pression.

4e. *Anévrisme variqueux.* Tumeur variqueuse d'une veine, formée par le passage continuel du sang d'une artère au moyen d'une perforation correspondante entre les deux vaisseaux, dans laquelle on sent des pulsations accompagnées d'un léger bruit, et qui disparaît facilement par la pression.

Espèces compliquées. Complication avec la *carie* ou une autre lésion organique.

Genre IV. *Hémorrhoïdes.*

Tubercules arrondis, lisses, rénitens, plus ou moins douloureux, isolés ou rapprochés, d'un rouge violet, situés au bord de l'anus ou dans la partie inférieure du rectum, lesquels restent intacts, ou bien, en se rompant, laissent écouler une certaine quantité de sang, et quelquefois de la mucosité blanchâtre.

ESPÈCES SIMPLES. 1re. *Hémorrhoïdes constitutionnelles.*

2e. *Hémorrhoïdes accidentelles.*

ESPÈCES COMPLIQUÉES.

GENRE V. *Varices.*

Tumeurs molles, inégales, noueuses, de couleur violacée et communément indolentes, produites par la dilatation des veines dans différentes parties du corps, surtout aux jambes et aux cuisses.

ESPÈCE SIMPLE.

ESPÈCES COMPLIQUÉES.

GENRE VI. *Varicocèle.*

Tumeur variqueuse du scrotum, causée par la dilatation des veines autour des testicules et du cordon des vaisseaux spermatiques.

ESPÈCE SIMPLE.

ESPÈCES COMPLIQUÉES.

TROISIÈME SOUS-ORDRE. *Lésions organiques du système osseux.*

GENRE Ier. *Exostose.*

Gonflement partiel, très-dur et plus ou moins volumineux de la surface des os, accompagné le plus souvent de douleurs plus ou moins intenses.

ESPÈCE SIMPLE.

ESPÈCES COMPLIQUÉES. Complication avec la *siphilis*, les *scrophules*, le *scorbut.*

GENRE II. *Spina-ventosa.*

Gonflement volumineux et ordinairement très-douloureux de l'extrémité d'un os long, avec écartement des lames osseuses et dégénération plus ou moins complète de la substance de l'os, sans lésion des surfaces articulaires.

ESPÈCE SIMPLE.

ESPÈCES COMPLIQUÉES. Complication avec les *scrophules.*

GENRE III. *Tumeur blanche.*

Engorgement chronique d'une des grandes jointures, principalement au genou, formant une tuméfaction plus ou moins considérable, tantôt dure et résistante, tantôt molle et élastique, dans les parties molles environnantes, accompagné de gêne dans les mouvemens de la partie affectée, et pour l'ordinaire de lésion des surfaces articulaires.

Espèce simple.

Espèces compliquées. Complication avec la *carie*, les *scrophules*.

Genre IV. *Ankylose.*

Abolition ou difficulté très-grande des mouvemens d'une articulation mobile, produite par une sorte de soudure entre les os articulés.

Espèces simples. 1re. *Ankylose complète* ou *vraie*.
2e. *Ankylose incomplète* ou *fausse*.

Espèces compliquées.

Genre V. *Nécrose.*

Mortification d'une portion d'os plus ou moins considérable.

Espèce simple.

Espèces compliquées.

QUATRIÈME SOUS-ORDRE. *Lésions organiques des tissus muqueux et dermoïde.*

GENRE Ier. *Encanthis.*

Excroissance verruqueuse de la caroncule lacrymale.

Espèce simple.

Espèces compliquées.

GENRE II. *Ptérygion.*

Excroissance membraneuse de la partie interne de la conjonctive, depuis le coin de l'œil jusqu'à la cornée transparente.

Espèce simple.

Espèces compliquées.

GENRE III. *Staphylome.*

Tumeur de la cornée qui s'élève en forme de grain de raisin.

Espèce simple.

Espèces compliquées.

GENRE IV. *Taie.*

Tache blanchâtre sur la cornée transparente, qui obscurcit plus ou moins la vue.

Espèces simples. 1re. *Néphélion.* Trouble léger de

la cornée sous forme d'un nuage.

2e. *Albugo*. Tache blanche à la cornée, par suite d'un épanchement de lymphe opaque entre les lames de cette membrane.

3e. *Leucoma*. Tache blanche à la cornée, par l'effet d'une cicatrice.

ESPÈCES COMPLIQUÉES.

GENRE V. *Epulis*.

Excroissance fongueuse et plus ou moins volumineuse des gencives.

ESPÈCE SIMPLE.

ESPÈCES COMPLIQUÉES.

GENRE VI. *Polype*.

Excroissance charnue, de forme, de volume et de consistance variables, qui naît dans l'intérieur de quelque cavité tapissée par une membrane muqueuse.

ESPÈCE SIMPLE.

ESPÈCES COMPLIQUÉES.

GENRE VII. *Fongus.*

Tumeur molle, spongieuse, plus ou moins volumineuse, de forme variée, communément indolente et élastique, s'élevant en forme de champignon sur différentes parties du corps, mais le plus souvent sur les membranes muqueuses.

ESPÈCE SIMPLE.

ESPÈCES COMPLIQUÉES.

GENRE VIII. *Verrue.*

Petite excroissance dure et pour l'ordinaire indolente de la peau dans différentes parties du corps, mais le plus fréquemment aux mains.

ESPÈCE SIMPLE.

ESPÈCES COMPLIQUÉES.

GENRE IX. *Cor.*

Sorte d'excroissance tuberculeuse et souvent fort douloureuse des pieds, qui s'élève sur la peau comme la tête d'un clou, et dont la racine dure et comme tendineuse a plus ou moins de profondeur.

ESPÈCE SIMPLE.

ESPÈCES COMPLIQUÉES.

GENRE X. *Durillon.*

Epaississement calleux d'une portion plus ou moins étendue de l'épiderme, causé par une longue compression ou un frottement rude et fréquent de la peau.

ESPÈCE SIMPLE.

ESPÈCES COMPLIQUÉES.

SECTION IIe. *Lésions organiques physiques.*

Dérangemens dans la structure des organes par altération de leurs qualités *physiques*.

ORDRE Ier. *Solutions de continuité.*

Divisions des parties qui, selon l'ordre naturel, doivent être unies.

PREMIER SOUS-ORDRE. *Solutions de continuité des parties molles.*

GENRE Ier. *Plaie.*

Solution de continuité plus ou moins récente des parties molles faite par une cause externe, qui intéresse un ou plusieurs tissus dans une région quelconque du corps, et qui tend naturellement à se cicatriser plus ou moins promptement.

ESPÈCES SIMPLES. 1re. *Incision* ou *coupure*. Division des parties molles faites par un instrument tranchant.

2e. *Piqûre*. Division des parties molles faite par un instrument piquant.

3e. *Contusion*. Meurtrissure des parties molles produite par le choc d'un corps contondant, avec ou sans solution de continuité extérieure ou apparente.

4e. *Déchirement*. Solution de continuité d'un ou de plusieurs tissus, provenant d'un tiraillement excessif spontané, ou de l'action d'une cause extérieure qui agit dans le sens d'une traction violente.

5e. *Excoriation*. Solution de continuité superficielle de la peau, produite principalement par l'effet d'une attrition.

6e. *Morsure.* Solution de continuité des parties molles faite par les dents de quelque animal ou reptile.

7e. *Brûlure.* Sorte de solution de continuité par l'action du feu ou de quelque substance très-caustique qui décompose et détruit avec plus ou moins de rapidité les différens tissus des parties molles où l'application a lieu.

ESPÈCES COMPLIQUÉES. Complication avec la cause, avec des accidens, ou avec des maladies.

GENRE II. *Ulcère.*

Solution de continuité plus ou moins ancienne des parties molles, due à quelque cause externe ou interne, avec perte de substance, suppuration viciée, et peu ou point de tendance à la cicatrisation.

ESPÈCES SIMPLES. 1re. *Ulcère atonique.*

2e. *Ulcère variqueux.*

3e. *Ulcère calleux.*

4e. *Ulcère fongueux.*

5e. *Ulcère sinueux.*
6e. *Ulcère rongeant.*

ESPÈCES COMPLIQUÉES. Complication avec les vices *siphilitique*, *scorbutique*, *scrophuleux*, *dartreux*, *cancéreux*, *teigneux*, *psorique*, et la *carie*.

GENRE III. *Fistules.*

Solution de continuité des parties molles étroite, plus ou moins profonde, récente ou ancienne, et entretenue par le passage continuel de quelque fluide excrémentitiel.

ESPÈCES SIMPLES. 1re. *Fistule lacrymale.*
2e. *Fistule salivaire.*
3e. *Fistule urinaire.*
4e. *Fistule stercorale.*

ESPÈCES COMPLIQUÉES.

DEUXIÈME SOUS-ORDRE. *Solutions de continuité des parties dures.*

GENRE 1er. *Plaie en l'os.*

Solution de continuité faite par un instrument tranchant, lequel, après avoir divisé les parties molles qui recouvrent l'os, a pénétré plus ou moins profondément dans sa propre substance.

Espèce simple.

Espèces compliquées.

GENRE II. *Fracture.*

Division ou solution de continuité d'un ou de plusieurs os, produite ordinairement par la violence de quelque cause extérieure contondante, et quelquefois par la contraction forte et subite des muscles.

Espèces simples. 1re. *Fracture des os plats.*
2e. *Fracture des os courts.*
3e. *Fracture des os longs.*

Espèces compliquées. Complication avec une *plaie*, une *luxation*, un grand fracas d'os, divers accidens locaux, ou quelque maladie virulente.

GENRE III. *Carie.*

Erosion de la substance des os, produite par une cause externe ou interne, avec tendance à s'étendre, soit en largeur, soit en profondeur, et accompagnée de l'écoulement d'un liquide sanieux très-fétide, qui tache en brun ou en noir le linge du pansement.

Espèce simple.

Espèces compliquées.

ORDRE II. *Déplacemens.*

Changemens dans la position, direction ou situation naturelle des parties solides.

PREMIER SOUS-ORDRE. *Déplacemens des parties molles.*

GENRE Ier. *Strabisme.*

Déviation de la direction naturelle d'un globe de l'œil ou de tous les deux, qui empêche les deux yeux de se diriger à la fois vers un même objet.

Espèce simple.

Espèces compliquées.

GENRE II. *Trichiasis.*

Direction vicieuse des cils, qui se portent en dedans entre la paupière et le globe de l'œil.

Espèce simple.

Espèces compliquées.

GENRE III. *Renversement des paupières.*

Eraillement de l'une ou l'autre paupière, qui empêche l'œil d'en être recouvert.

ESPÈCES SIMPLES. 1re. *Ectropion*. Renversement de la paupière en dehors.

2e. *Entropion*. Renversement de la paupière en dedans.

ESPÈCES COMPLIQUÉES.

GENRE IV. *Chute de la paupière supérieure.*

Etat d'abaissement permanent de la paupière supérieure.

ESPÈCE SIMPLE.

ESPÈCES COMPLIQUÉES.

GENRE V. *Chute de la luette.*

Prolongement incommode de la luette par simple relâchement

ESPÈCE SIMPLE.

ESPÈCES COMPLIQUÉES.

GENRE VI. *Chute de la matrice.*

Descente de la matrice dans le vagin, et sortant quelquefois de la vulve, soit en partie, soit en totalité.

ESPÈCE SIMPLE.

ESPÈCES COMPLIQUÉES.

GENRE VII. *Renversement de la matrice.*

Etat d'inversion de la matrice dont le fond

a passé au travers du col, à la manière d'un gant retourné.

Espèce simple.

Espèces compliquées.

Genre VIII. *Obliquité de la matrice.*

Déviation de la matrice pendant la grossesse.

Espèce simple.

Espèces compliquées.

Genre IX. *Chute du vagin.*

Prolongement de la tunique interne du vagin, ou même de toute l'épaisseur de ce conduit au-dehors des grandes lèvres, où il forme une sorte de bourrelet.

Espèce simple.

Espèces compliquées.

Genre X. *Chute du rectum.*

Prolongement de la membrane interne du rectum hors de l'anus, où il produit une tumeur semblable à un doigt de gant en partie renversé.

Espèce simple.

Espèces compliquées.

GENRE XI. *Hernie.*

Déplacement de quelque portion de viscère d'une des trois cavités splanchniques, formant, par l'écartement d'une partie quelconque des parois, une tumeur molle, plus ou moins volumineuse, ordinairement réductible, et couverte de la peau qui reste intacte.

ESPÈCES SIMPLES. 1re. *Encéphalocèle.* Hernie formée par le *cerveau*, soit à travers les fontanelles ou les sutures, soit à travers un trou résultant d'un défaut d'ossification dans quelque endroit de la voûte du crâne.

2e. *Pneumocèle.* Hernie formée par le *poumon* dans quelque endroit des parois antérieure et latérale du thorax, ordinairement dans l'intervalle de deux côtes.

3e. *Hépatocèle.* Hernie formée par le *foie* dans quelque région du ventre, et surtout au voisinage de l'ombilic.

4e. *Gastrocèle.* Hernie formée

par l'*estomac* à la région épigastrique, le plus souvent dans l'intervalle des muscles droits.

5e. *Entérocèle.* Hernie formée par les *intestins*, et principalement par l'intestin *iléum*, dans différentes régions des parois abdominales, par une ouverture naturelle, telle que l'ombilic, l'arcade crurale, l'anneau inguinal, le trou ovalaire, la grande échancrure ischiatique, ou bien par quelque ouverture accidentelle.

6e. *Epiplocèle.* Hernie formée par l'*épiploon* dans les différentes régions de l'abdomen, comme l'espèce précédente.

7e. *Cystocèle.* Hernie formée par la *vessie*, principalement à l'aine.

8e. *Hystérocèle.* Hernie formée par la *matrice* dans quelque région du bas-ventre.

ESPÈCES COMPLIQUÉES. Complication d'une espèce avec une autre, avec une adhérence, avec un étranglement, ou avec quelque autre lésion organique.

GENRE XII. *Déplacement musculaire.*

Sorte de tumeur herniaire produite par une portion plus ou moins grande du corps d'un muscle au travers de son enveloppe aponévrotique.

ESPÈCE SIMPLE.

ESPÈCES COMPLIQUÉES.

GENRE XIII. *Rétention des testicules derrière l'anneau.*

Sortie tardive des testicules qui sont retenus derrière l'anneau ou restent engagés dans cette ouverture.

ESPÈCE SIMPLE.

ESPÈCES COMPLIQUÉES.

GENRE XIV. *Ongle entré dans les chairs.*

Incurvation vicieuse de l'ongle à l'un des

gros orteils, avec douleur, gonflement et suppuration dans les parties molles voisines.

ESPÈCE SIMPLE.

ESPÈCES COMPLIQUÉES.

DEUXIÈME SOUS-ORDRE. *Déplacemens des parties dures.*

GENRE Ier. *Luxation.*

Déplacement de l'extrémité d'un ou de plusieurs os joints par *diarthrose*, communément à l'occasion d'une violence extérieure, et quelquefois par l'effet de quelque altération organique, d'où résulte un changement plus ou moins considérable dans les rapports naturels des surfaces articulaires.

ESPÈCES SIMPLES. 1re. *Luxation complète.*
2e. *Luxation incomplète.*

ESPÈCES COMPLIQUÉES. Complication avec une *fracture*, une *plaie contuse*, un gonflement considérable, ou quelque autre lésion organique.

GENRE II. *Diastasis.*

Ecartement ou disjonction plus ou moins considérable entre deux os étroitement unis et qui, par la nature de leurs articulations, sont peu ou point mobiles.

ESPÈCES SIMPLES. 1re. *Diastasis diarthrodial.*
2e. *Diastasis synarthrodial.*

ESPÈCES COMPLIQUÉES.

GENRE III. *Entorse.*

Extension forcée des ligamens qui entourent une articulation, par l'effet d'un mouvement violent et brusque qui a poussé les os en sens contraire, sans qu'il y ait déplacement sensible, accompagnée de douleur et de gonflement plus ou moins intenses.

ESPÈCE SIMPLE.

ESPÈCES COMPLIQUÉES.

ORDRE III. *Corps étrangers.*

Substances diverses qui n'entrent point dans la composition du corps, et dont la présence trouble les fonctions de l'économie animale.

PREMIER SOUS-ORDRE. *Corps étrangers fluides.*

GENRE Ier. *Emphysème.*

Introduction de l'air dans le tissu cellulaire, produisant une tuméfaction molle, élastique, indolente, blanche, luisante, et plus ou moins étendue.

ESPÈCES SIMPLES. 1re. *Emphysème général.*
2e. *Emphysème partiel.*

ESPÈCES COMPLIQUÉES.

GENRE II. *Tympanite.*

Accumulation d'air dans le ventre qui est fortement ballonné et résonne comme un tambour lorsqu'on le frappe.

ESPÈCES SIMPLES. 1re. *Tympanite intestinale.*
2e. *Tympanite péritonéale.*

ESPÈCES COMPLIQUÉES.

GENRE III. *Ecchymose.*

Extravasion de sang dans le tissu cellulaire sous-cutané, formant une tumeur légère, livide, noire ou jaunâtre, et plus ou moins étendue.

ESPÈCE SIMPLE.

ESPÈCES COMPLIQUÉES.

GENRE IV. *Empyème.*

Epanchement et accumulation de sang ou de pus dans une des trois cavités splanchniques.

ESPÈCE SIMPLE.

ESPÈCES COMPLIQUÉES.

DEUXIÈME SOUS-ORDRE. *Corps étrangers solides.*

GENRE Ier. *Corps solides formés spontanément.*

Substance dure ou molle, organique ou inorganique, naissant dans l'intérieur du corps.

ESPÈCES SIMPLES. 1re. *Concrétion interarticulaire.* Substance cartilagineuse ou calculeuse, libre ou adhérente, développée dans une articulation.

2e. *Môle.* Masse de chair informe et plus ou moins volumineuse engendrée dans la matrice.

3e. *Grossesse extra-utérine.* Développement du fœtus hors de la matrice.

ESPÈCES COMPLIQUÉES.

GENRE II. *Corps solide venu du dehors.*

Substance dure ou molle et de forme variée, introduite avec plus ou moins d'effort dans l'intérieur du corps.

ESPÈCES SIMPLES. 1re. *Corps solide introduit par une ouverture naturelle.*

2e. *Corps solide introduit avec solution de continuité.*

ESPÈCES COMPLIQUÉES.

GENRE III. *Insectes parasites.*

Séjour dans différentes parties du corps, tant internes qu'externes, de plusieurs sortes d'insectes, vivant aux dépens de l'économie animale, et y produisant des troubles extrêmement variés.

ESPÈCES SIMPLES. 1re. *Helminthiasie.* Présence dans les intestins de diverses sortes de vers, tels que les *lombrics*, les *ascarides* et le *tœnia.*

2e. *Hydatides.* Assemblage dans divers organes, sans adhérer à leur tissu, de vers vésiculeux ronds, de la grosseur d'un pois et plus, et remplis d'un fluide séreux plus ou moins transparent.

3e. *Phthiriasie.* Développement général ou partiel d'une quantité plus ou moins considérable de poux à la surface du corps.

ESPÈCES COMPLIQUÉES.

ORDRE IV. *Vices de conformation.*

Défauts permanens dans la structure extérieure ou la configuration de quelque organe ou d'une partie quelconque du corps.

PREMIER SOUS-ORDRE. *Vices de conformation originaires.*

GENRE Ier. *Difformité par excès.*

Union trop intime ou contre nature, volume extraordinaire, ou nombre superflu de certaines parties.

ESPÈCES SIMPLES. 1re. *Imperforation d'une cavité extérieure.*

2e. *Adhérence d'une partie molle mobile.*

3e. *Prolongement d'un frein.*

4e. *Longueur excessive de quelque partie.*

5e. *Nombre excédant des doigts.*

ESPÈCES COMPLIQUÉES.

GENRE II. *Difformité par défaut.*

Absence de quelque partie, ou solution de continuité dans une partie qui naturellement doit être unie.

ESPÈCES SIMPLES. 1re. *Bec-de-lièvre.* Division congéniale simple ou double de la lèvre supérieure, avec ou sans écartement des os maxillaires.

2e. *Hypospadias.* Position vicieuse de l'ouverture du canal de l'urètre à la verge.

3e. *Non-existence de quelque organe.*

ESPÈCES COMPLIQUÉES.

GENRE III. *Difformité par aberration.*

Direction vicieuse, défaut très-apparent dans les proportions symétriques, ou forme d'un aspect hideux et dégoûtant de certaines parties.

ESPÈCES SIMPLES. 1re. *Gibbosité.*

2e. *Distorsion des membres abdominaux.*

3e. *Construction vicieuse des pieds.*

4e. *Bassin mal configuré.*

5e. *Monstruosité.*

ESPÈCES COMPLIQUÉES.

DEUXIÈME SOUS-ORDRE. *Vices de conformation acquis.*

GENRE Ier. *Défectuosité par altération.*

Changement permanent et plus ou moins nuisible dans la structure naturelle de quelque partie.

ESPÈCES SIMPLES. 1re. *Oblitération du canal nasal.*
2e. *Rétrécissement du canal de l'urètre.*
3e. *Adhérence accidentelle des viscères.*
4e. *Perforation de la voûte palatine.*
5e. *Vacillation des dents.*
6e. *Anus artificiel.*
7e. *Luxation non réduite.*
8e. *Raccourcissement d'un membre.*
9e. *Contracture d'un membre.*
10e. *Cal difforme.*

ESPÈCES COMPLIQUÉES.

GENRE II. *Défectuosité par privation.*

Perte de quelque organe ou de quelque partie du corps.

ESPÈCES SIMPLES. 1re. *Alopécie* ou *perte des cheveux.*
2e. *Perte des dents.*
3e. *Perte d'un œil.*
4e. *Perte d'un membre.*
5e. *Mutilation d'une partie organique quelconque.*

ESPÈCES COMPLIQUÉES.

FIN.

TABLE

DES CLASSES,

DES ORDRES ET DES SOUS-ORDRES.

FIN DE LA TABLE.

TABLEAU SYNOPTIQUE DES MALADIES.

CLASSES.

FIÈVRES.

ORDRES. — GENRES ET ESPÈCES SIMPLES.

- **Fièvres inflammatoires ou angioténiques.**
  - Fièvre inflammatoire continue.
    - — rémittente.
    - — Synoque.
- **Fièvres bilieuses ou méningo-gastriques.**
  - Fièvre bilieuse continue.
  - Fièvre bilieuse rémittente.
  - Fièvre bilieuse intermittente.
    - — quotidienne.
    - — tierce ou double-tierce.
    - — quarte.
- **Fièvres muqueuses ou adéno-méningées.**
  - Fièvre muqueuse continue.
  - Fièvre muqueuse rémittente.
    - — quotidienne.
    - — tierce ou double-tierce.
    - — quarte.
    - — irrégulière.
  - Fièvre muqueuse intermittente.
    - — quotidienne.
    - — tierce ou double-tierce.
    - — quarte.
- **Fièvres putrides ou adynamiques.**
  - Fièvre putride continue.
  - Fièvre putride rémittente.
  - Fièvre putride intermittente.
- **Fièvres nerveuses ou ataxiques.**
  - Fièvre nerveuse continue.
    - — aiguë.
    - — lente.
  - Fièvre nerveuse rémittente.
  - Fièvre nerveuse intermittente.
- **Fièvres pestilentielles ou adéno-nerveuses.**
  - Fièvre pestilentielle continue.
  - Fièvre pestilentielle rémittente.
- **Fièvres hectiques.**
  - Fièvre hectique continue.
  - Fièvre hectique rémittente.

PHLEGMASIES.

ORDRES. — SOUS ORDRES. — GENRES ET ESPÈCES SIMPLES.

- **Inflammations phlegmoneuses ou sous-cutanées.**
  - — des membranes séreuses.
    - Phrénésie. Pleurésie. Péricardite. Péritonite.
      - — ordinaire.
      - — puerpérale.
  - — des organes parenchymateux.
    - Encéphalite. Péripneumonie. Cardite. Hépatite. Splénite. Néphrite. Métrite. Adénite.
      - — muqueuse.
      - — cérébrale.
      - — lymphatique.
      - — salivaire.
    - Mastite. Orchite.
  - — du tissu cellulaire.
    - Phlegmon. Furoncle. Anthrax. Anchylops. Parulie. Posthite.
      - Phimosis.
      - Paraphimosis.
    - Panaris. Engelure.
  - — des tissus musculaire, fibreux et synovial.
    - Rhumatisme musculaire.
      - — général.
      - — local.
    - Rhumatisme fibreux.
    - Goutte.
      - — régulière.
      - — irrégulière.
- **Inflammations érythématiques cutanées, ou exanthèmes.**
  - Exanthèmes aigus.
    - Variole.
      - — discrète.
      - — confluente.
    - Varicelle.
    - Vaccine.
      - — vraie.
      - — fausse.
    - Rougeole. Scarlatine. Érysipèle.
      - — fixe.
      - — ambulant.
      - — périodique.
    - Zona. Miliaire. Urticaire. Pemphigus. Pustule maligne.
      - — non contagieuse.
      - — contagieuse.
  - Exanthèmes chroniques.
    - Psydracie. Gale.
      - — sèche.
      - — humide.
    - Éphélides.
      - — lentiformes.
      - — hépatiques.
    - Dartre.
      - — furfuracée.
      - — squammeuse.
      - — crustacée.
      - — pustuleuse.
      - — rongeante.
    - Achores.
      - Gourme.
      - Croûtes de lait.
    - Teigne.
      - — faveuse.
      - — granulée.
      - — furfuracée.
      - — amiantacée.
    - Plique.
      - — multiforme.
      - — solitaire.
      - — en masse.
- **Inflammations érythématiques muqueuses, ou catarrhes.**
  - Catarrhes pneumo-gastriques.
    - Ophthalmie. Coryza. Otite.
      - — externe.
      - — interne.
    - Angine gutturale.
      - — inflammatoire.
      - — gangréneuse.
    - Angine trachéale. Croup. Catarrhe pulmonaire. Gastrite. Entérite. Dysenterie. Diarrhée catarrhale. Aphthes.
      - — des adultes.
      - — des enfans.
  - Catarrhes génito-urinaires.
    - Catarrhe vésical. Blennorrhagie. Leucorrhée.
      - — locale.
      - — constitutionnelle.

DYSECCRISIES.

ORDRES. — SOUS ORDRES. — GENRES ET ESPÈCES SIMPLES.

- **Dyseccrisies sanguines.**
  - Hémorrhagies.
    - Épistaxis.
      - — active.
      - — passive.
      - — accidentelle.
    - Hémoptysie.
      - — active.
      - — passive.
      - — constitutionnelle.
      - — accidentelle.
    - Hématémèse.
      - — active.
      - — passive.
      - — accidentelle.
      - Mélæna.
    - Flux hémorrhoïdal.
      - — actif.
      - — passif.
    - Hématurie.
      - — active.
      - — passive.
      - — accidentelle.
    - Ménorrhagie.
      - — active.
      - — passive.
      - — accidentelle.
  - Ischémies.
    - Dysménorrhée. Aménorrhée. Ischolochie.
- **Dyseccrisies cachectiques.**
  - Apocénoses.
    - Éphidrose. Ptyalisme. Vomissement. Choléra-morbus. Dévoiement bilieux. Lientérie. Flatulence. Chylorrhée. Diabétès.
      - — insipide.
      - — mielleux.
    - Énurésie.
      - — continue.
      - — nocturne.
    - Urolithiasie.
      - Calcul rénal.
      - Calcul vésical.
    - Galactirrhée. Spermatorrhée. Avortement.
  - Épischèses.
    - Embarras gastrique.
      - — stomacal.
      - — intestinal.
    - Ictéricie. Constipation. Dysurie. Ischurie.
      - — rénale.
      - — vésicale.
      - — uréthrale.
    - Agalactie. Dyspermasie. Dystocie.
      - — pelvienne.
      - — utérine.
      - — vaginale.
      - — fœtale.
    - Stérilité.

NÉVROSES.

ORDRES. — SOUS ORDRES. — GENRES ET ESPÈCES SIMPLES.

- **Dysesthésies.**
  - Hyperesthésies.
    - Agrypnie. Nyctalopie. Berlue. Diplopie. Tintouin. Paracousie. Céphalalgie.
      - — générale.
      - — partielle.
      - — périodique.
    - Névralgie.
      - — frontale.
      - — sous-orbitaire.
      - — maxillaire.
      - — ilio-scrotale.
      - — fémoro-poplitée.
      - — fémoro-prétibiale.
      - — plantaire.
      - — cubito-digitale.
      - — anomale.
    - Odontalgie. Otalgie. Cardialgie. Gastrodynie. Pyrosis. Boulimie. Pica. Satyriasis. Nymphomanie.
  - Anesthésies.
    - Cataphora.
      - Léthargie.
      - Coma.
      - Carus.
    - Apoplexie.
      - — incomplète.
      - — complète.
      - — foudroyante.
    - Catalepsie. Héméralopie. Amaurose. Cophose. Anosmie. Anorexie. Anaphrodisie.
- **Dyscinésies.**
  - Hypercinésies.
    - Convulsions. Crampe. Tétanos.
      - — spontané.
      - — traumatique.
    - Épilepsie. Chorée. Spasme de l'œsophage. Toux convulsive. Coqueluche. Palpitations. Asthme. Colique.
      - — métallique.
      - — nerveuse.
      - — plombagineuse.
    - Iléus. Hystérie. Priapisme.
  - Acinésies.
    - Paralysie.
      - — incomplète.
      - — complète.
    - Tremblement. Dyspnée. Asphyxie.
      - — apoplectique.
      - — méphitique.
    - Syncope. Aphonie. Dyspepsie. Chlorose. Impuissance.
- **Vésanies.**
  - — complètes.
    - Hypochondrie. Mélancolie.
      - — fanatique.
      - — pathématique.
    - Manie.
      - — continue.
      - — périodique.
    - Démence. Idiotisme. Hydrophobie.
      - — spontanée.
      - — contagieuse.
  - — incomplètes.
    - Amentie. Incube. Somnambulisme.

LÉSIONS ORGANIQUES.

Sect. I. Lésions organiques vitales.

ORDRES. — SOUS ORDRES. — GENRES ET ESPÈCES SIMPLES.

- **Lésions organiq. vitales générales.**
  - — de la plupart des tissus en même temps.
    - Syphilis. Scorbut. Scrophules. Rachitis. Éléphantiasis.
      - — générale.
      - — partielle.
    - Yaws.
  - — de tel ou tel tissu indifféremment.
    - Phthisie.
      - — des tissus parenchymateux.
      - — des tissus muqueux.
    - Tubercules.
      - — pulmonaires.
      - — mésentériques.
    - Squirrhe. Cancer.
      - — interne.
      - — externe.
    - Gangrène.
      - — humide.
      - — sèche.
- **Lésions organiq. vitales particulières.**
  - — du système des vaisseaux lymphatiques et du tissu cellulaire.
    - Obésité. Atrophie.
      - — générale.
      - — partielle.
    - Hydropisie.
      - Œdème.
      - Anasarque.
      - Hydrocéphale.
      - Hydrophthalmie.
      - Hydrorachis.
      - Hydrothorax.
      - Hydropéricarde.
      - Ascite.
      - Hydromètre.
      - Hydropisie enkystée.
      - Hydrocèle.
      - Hydarthrose.
    - Myopie. Presbytie. Cataracte.
      - — cristalline.
      - — capsulaire.
    - Glaucome. Hypopion. Tumeur lacrymale. Grenouillette. Ganglion. Loupe.
      - Mélicéris.
      - Athérome.
      - Lipome.
      - Stéatome.
    - Abcès.
      - — chaud.
      - — froid.
  - — du système vasculaire sanguin.
    - Rétrécissement des orifices du cœur. Dilatation des cavités du cœur. Anévrisme.
      - — vrai.
      - — faux primitif.
      - — faux consécutif.
      - — variqueux.
    - Hémorrhoïdes.
      - — constitutionnelles.
      - — accidentelles.
    - Varices. Varicocèle.
  - — du système osseux.
    - Exostose. Spina ventosa. Tumeur blanche. Ankylose.
      - — vraie.
      - — fausse.
    - Nécrose.
  - — des tissus muqueux et dermoïde.
    - Encanthis. Ptérygion. Staphylome. Taies.
      - Néphélion.
      - Albugo.
      - Leucoma.
    - Épulis. Polype. Fongus. Verrue. Cor. Durillon.

Sect. II. Lésions organiques physiques.

ORDRES. — SOUS ORDRES. — GENRES ET ESPÈCES SIMPLES.

- **Solutions de continuité.**
  - — des parties molles.
    - Plaie.
      - Incision.
      - Piqûre.
      - Contusion.
      - Déchirement.
      - Excoriation.
      - Morsure.
      - Brûlure.
    - Ulcère.
      - — atonique.
      - — variqueux.
      - — calleux.
      - — fongueux.
      - — sinueux.
      - — rongeant.
    - Fistule.
      - — lacrymale.
      - — salivaire.
      - — urinaire.
      - — stercorale.
  - — des parties dures.
    - Plaie ou l'os. Fracture.
      - — des os plats.
      - — des os courts.
      - — des os longs.
    - Carie.
- **Déplacemens.**
  - — des parties molles.
    - Strabisme. Trichiasis. Renversement des paupières.
      - Ectropion.
      - Entropion.
    - Chute de la paupière supérieure. Chute de la luette. Chute de la matrice. Renversement de la matrice. Obliquité de la matrice. Chute du vagin. Chute du rectum. Hernie.
      - Encéphalocèle.
      - Pneumocèle.
      - Hépatocèle.
      - Gastrocèle.
      - Entérocèle.
      - Épiplocèle.
      - Cystocèle.
      - Hystérocèle.
    - Déplacement musculaire. Rétraction des testicules derrière l'anneau. Ongle entré dans les chairs.
  - — des parties dures.
    - Luxation.
      - — complète.
      - — incomplète.
    - Diastasis.
      - — diarthrodial.
      - — synarthrodial.
    - Entorse.
- **Corps étrangers.**
  - — fluides.
    - Emphysème.
      - — général.
      - — partiel.
    - Tympanite.
      - — intestinale.
      - — péritonéale.
    - Ecchymose. Empyème.
  - — solides.
    - Corps solide formé spontanément.
      - Concrétion inter-articulaire.
      - Môle.
      - Grossesse extra-utérine.
    - Corps solide venu du dehors.
      - — introduit par une ouvert. naturelle.
      - — introduit avec solution de continuité.
    - Insectes parasites.
      - Helminthiasie.
      - Hydatides.
      - Phthiriasie.
- **Vices de conformation.**
  - — originaires.
    - Difformité par excès.
      - Imperforation d'une cavité extérieure.
      - Adhérence d'une partie molle mobile.
      - Prolongement d'un frein.
      - Longueur excessive de quelq. partie.
      - Nombre excédant des doigts.
    - Difformité par défaut.
      - Bec de lièvre.
      - Hypospadias.
      - Non-existence de quelque organe.
    - Difformité par aberration.
      - Gibbosité.
      - Distorsion des membres abdominaux.
      - Construction vicieuse des pieds.
      - Bassin mal configuré.
      - Monstruosité.
  - — acquis.
    - Défectuosité par altération.
      - Oblitération du canal nasal.
      - Rétrécissement du canal de l'urètre.
      - Adhérence accidentelle des viscères.
      - Perforation de la voûte palatine.
      - Vacillation des dents.
      - Anus artificiel.
      - Luxation non réduite.
      - Raccourcissement d'un membre.
      - Contracture d'un membre.
      - Cal difforme.
    - Défectuosité par privation.
      - Alopécie.
      - Perte des dents.
      - Perte d'un œil.
      - Perte d'un membre.
      - Mutilation d'une partie organique quelconque.